HEYNE <

Judy Hall

Das kleine Buch der Schutz- und Glückssteine

Die harmonisierende Kraft der Steine ins eigene Leben holen

Aus dem Englischen übersetzt
von Karin Weingart

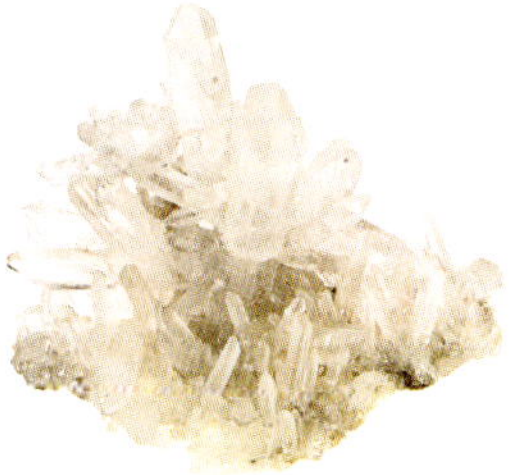

WILHELM HEYNE VERLAG
MÜNCHEN

Die Originalausgabe erschien 2016 unter dem Titel *The Little Book of Crystals* bei Gaia, einem Imprint von Octopus Publishing Group Ltd, Carmelite House, 50 Victoria Embankment, EC4Y 0DZ, England.

FSC www.fsc.org MIX Aus verantwortungsvollen Quellen FSC® C005833

Verlagsgruppe Random House FSC®-N001967.

Taschenbucherstausgabe 10/2018

Redaktion: Dr. Diane Zilliges
Umschlaggestaltung: Guter Punkt, München,
unter Verwendung eines Fotos von © Yuli / Fotolia
Designer: Isbel de Cordova
Illustrator: Abigail Read
Satz: Vornehm Mediengestaltung GmbH, München
Druck und Bindung: Těšínská Tiskárna, Český Těšín
ISBN 978-3-453-70356-8

www.heyne.de

Inhalt

Einführung

Ziehen Sie glänzende, funkelnde Schmucksteine an, die facettiert, also geschliffen wurden, damit sie sich im besten Licht und in voller Pracht präsentieren können? Das geht den meisten Menschen so. Aber haben Sie je einen groben Gesteinsklumpen näherer Betrachtung für wert gehalten, weil er das Etikett »Kristall« trug, und sich gefragt, was es mit dem ganzen Bohei, das darum gemacht wird, wohl auf sich hat?

Viele Steine sehen nach nichts aus – bis man ihre Energie spürt. Sie müssen weder riesig noch bling-bling sein, um ihre Kraft zu entfalten. Ein kleiner, rauer Steinbrocken kann genauso wirken wie ein großer, polierter Kristall. Die meisten in diesem Buch behandelten Steinarten erhalten Sie in den normalen Steinläden, nur ein oder zwei (der neuen, ungewöhnlicheren, höher schwingenden) Arten müssen Sie eventuell online bestellen. Sie sind es aber auf alle Fälle wert. Wie Sie feststellen werden, haben Kristalle eine ganz eigene Persönlichkeit, und sie bestehen darauf, sich Ihnen vorstellen zu dürfen.

Äußerlich vielfältig in der Form besteht die innere Struktur doch nur aus einem einzigen Kristall.

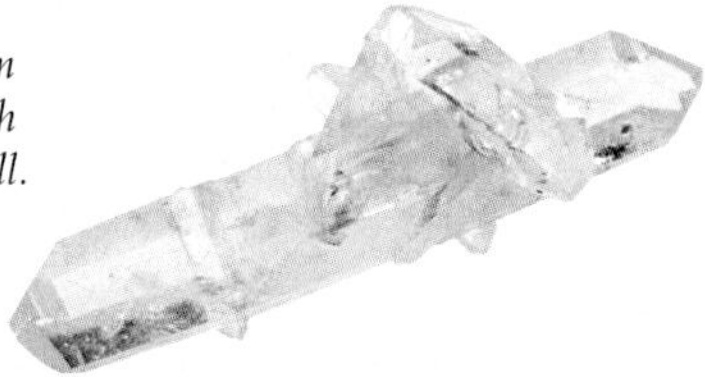

Was sind eigentlich Kristalle?

Kristalle sind Festkörper mit einer gleichmäßigen Gitterstruktur, die sich äußerlich nicht unbedingt widerspiegelt. Sie setzen sich aus sieben möglichen geometrischen Formen zusammen – Dreieck, Quadrat, Rechteck, Sechseck, Raute, Parallelogramm, Trapez –, die sich zu verschiedenen dreidimensionalen Formen verbinden können. Diese innere Struktur ist es auch, die den jeweiligen Kristalltyp definiert.

Jeder Kristalltypus beruht auf einer bestimmten mineralischen chemischen Rezeptur, die sich unter anderem auf seine Farbe auswirkt. Bei der Heilarbeit werden jedoch auch amorphe Materialien ohne gleichmäßige Atomstruktur verwendet, die erkalteten, bevor sie kristallisieren konnten oder ihre Entstehung einem Meteoriteneinschlag oder dergleichen verdanken.

Was Steine bewirken können

Menschen, die regelmäßig mit Steinen arbeiten, berichten unter anderem von:

- innerer Ruhe und Gelassenheit
- verbessertem Wohlbefinden und guter Immunabwehr
- geistiger Klarheit und Konzentrationsfähigkeit
- dem Gefühl, sich an einem sicheren, heiligen Ort zu befinden
- großer Energie und Lebensfreude
- geringerer Niedergeschlagenheit und Angst, mehr Freude
- weniger Schmerzen und Verspannungen
- Führung und Einsicht

Geschichtliches

Im Altertum spielten Steine – angefangen bei den hübsch gehauenen Feuersteinen und Rituraläxten aus Jade der frühen Steinzeit bis hin zum exquisit gearbeiteten Juwelenschmuck der Pharaonen – eine entscheidende Rolle und waren untrennbar mit Magie, Religion und Mysterien verbunden.

In der Bibel werden edle Steine 1704-mal erwähnt; lassen Sie sich also bloß nicht einreden, es handle sich dabei um eine spleenige, womöglich sogar »gottlose« New-Age-Idee. Die berühmte Brustplatte der Hohepriester, die Moses für seinen Bruder Aaron schuf, war jedenfalls definitiv mit Edelsteinen verziert.
In Indien, China, Mesopotamien, Griechenland und Ägypten dienten Steine sowohl medizinischen als auch rituellen Zwecken und wurden bereits in den ersten wissenschaftlichen Abhandlungen erwähnt. In vorhistorischer Zeit umspann der Handel mit ihnen Tausende von Kilometern: Lapislazuli etwa wurde von den Bergen Afghanistans bis nach Ägypten transportiert, und in entgegengesetzter Richtung war vor 9000 Jahren Bernstein vom Baltikum aus unterwegs. Seit Jahrtausenden werden Steine verehrt, begehrt, sie sind hart umkämpft und werden für enorme Summen verkauft. Bis heute stellen sie weltweit Insignien der Macht dar.

Die Macht der Steine

Doch welche mysteriösen, magischen Kräfte verkörpern sich denn nun in den Steinen? Im Altertum wurden sie als göttlich betrachtet und zu Heil- und Schutzzwecken verwendet. An Letzterem zumindest hat sich bis heute nichts geändert, hinzugekommen ist allerdings der Einsatz in der Computer- und Lasertechnologie.

Energiemuster

Edelsteine und Kristalle haben ein stabiles, unveränderliches Energiemuster; jeder verfügt über eine spezifische Frequenz, über ein bestimmtes Energiefeld beziehungsweise eine bestimmte Resonanz. Sie agieren wie Stimmgabeln und harmonisieren die sie umgebenden Energien. Das Energiefeld des menschlichen Körpers ist instabil, und jede Störung bewirkt Beschwerden. Doch legen wir das stabile Energiefeld eines Steins daneben, finden die beiden Energien zusammen, und jegliche Disharmonie wird behoben. Ausgeglichenheit und Wohlbefinden sind die Folge.

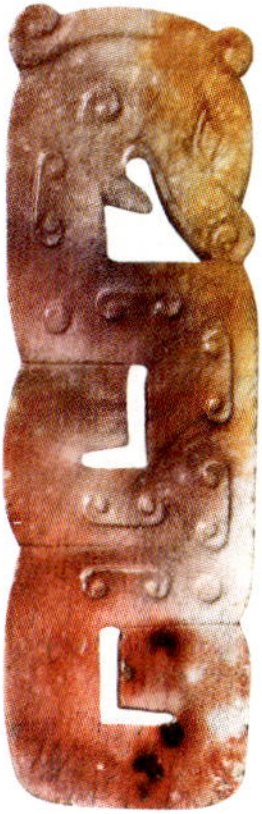

In China galt Jade jahrtausendelang als Glückssymbol.

Energiegeneratoren

Manche Steine *erzeugen* sogar Energie, zum Beispiel die pyroelektrischen, wenn sie erhitzt oder abgekühlt werden. Als die ersten Menschen zwei Feuersteine gegeneinander rieben und mit den entstehenden Funken ein Feuer entfachten, erzeugten sie Elektrizität. Der griechische Philosoph Theophrast (etwa 372-287 v.Chr.) bemerkte, dass Turmalin je nach elektrostatischer Aufladung einen Strohhalm anzog oder abstieß.

Wir müssen die Steine jedoch nicht unbedingt erhitzen, um Energie zu erzeugen. Wird zum Beispiel auf Quarz Druck ausgeübt, entsteht sogenannte Piezoelektrizität – ein Prozess, der in den 1880ern von den Brüdern Curie entdeckt wurde. Piezoelektrische Kristalle verwandeln mechanische Energie in Elektrizität oder umgekehrt – bei gleichbleibender Energie. So kann also etwa Quarz aus der elektrischen Ladung einer Batterie den Taktgeber einer Uhr machen. Auch Gasfeuerzeuge, die Summer in Mikrowellenherden oder Telefonen, winzige Mikrofone und Ohrhörer sowie Tintenstrahldrucker beruhen auf diesem Effekt.

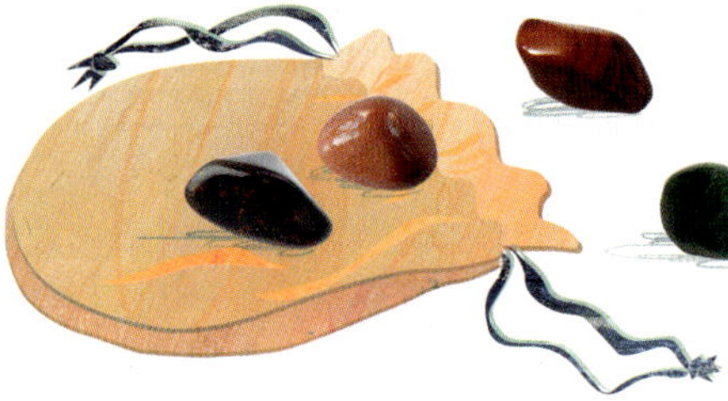

Die Magie der Steine eröffnet eine Unzahl von Möglichkeiten. Tragen Sie deshalb am besten immer einen bei sich.

Besondere Eigenschaften

Innere Struktur, Zusammensetzung und Eigenschaften eines Steins bestimmen seine Zugehörigkeit zu einer Steinfamilie. Auf der eher energetischen Ebene wirken sich seine Farbe und Form aus.

Farbe

Die Farben der Steine liegen im Auge des Betrachters. Denn das Auge spaltet das Licht, bricht es, nimmt es als Energie wahr. Und das Hirn ist es schließlich, das die Farbe erkennt.

Die Farben der Kristalle und ihre Bedeutung

- Silbergrau: Transmutation; verleiht der Überlieferung nach Unsichtbarkeit
- Schwarz: Schutz und Erdung; exzellent zur Entgiftung
- Braun: säubernd und reinigend; Zentriertheit
- Rosa: Güte, wirkt angstlösend, enttraumatisierend
- Pfirsichfarben: sanft energetisierend
- Rot: energetisierend und aktivierend
- Orange: Vitalität, Kreativität, Durchsetzungsvermögen
- Gelb: Klarheit, Wohlstand, Überfluss
- Grün: Ruhe, emotionale Heilung, Mitgefühl
- Grünblau/türkis: Intuition, innere Ruhe, Entspannung
- Lavendel/lila/violett: spirituelle Wahrheit, Intuition
- Weiß: Reinheit, höchste Daseinsebenen
- Klar, durchsichtig: energetisierend, reinigend, höheres Bewusstsein
- Mehr-, zweifarbig: Synergie, aufregende neue Möglichkeiten

Form

Das Äußere von Steinen entspricht oft nicht ihrer inneren Struktur. Sie können als Spitzen, Bündel oder flache Scheiben auftreten, die geschnitten und in Form gebracht werden. Diese Form bestimmt darüber, inwieweit sie von Energie und Licht durchdrungen werden.

Äußere Formen und ihre energetische Bedeutung

- Kugel: gibt gleichmäßig rundum Energie ab
- Bündel: strahlt in alle Richtungen gleich viel Energie ab
- Spitze: zieht, abhängig von der Richtung, in der sie weist, Energie an oder gibt welche ab
- Doppelender: gibt in zwei Richtungen Energie ab
- eiförmig: konzentriert und entlädt Energie
- Geode (mit Mineralien ausgefüllter Hohlraum in Gestein): verstärkt und bewahrt Energie, gibt sie langsam ab
- Quader: verstärkt Energie

Dieser Eigenschaften bedient man sich zu Heilzwecken und zur Verbesserung der Energie in Räumen. Mithilfe Ihrer Kristallfreunde können Sie negative in wohltuende Energie umwandeln, Ihr Wohlbefinden verbessern und Ihr Leben positiver gestalten. Zuvor jedoch sind einige wichtige Punkte zu beachten.

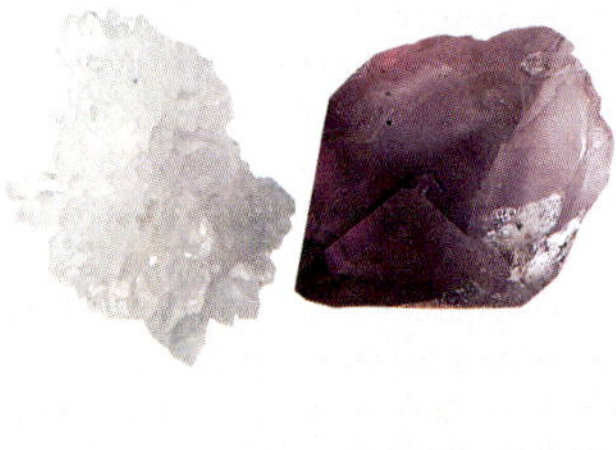

Diese beiden Amethyste haben dieselbe innere Struktur.

Auf die Schnelle: Die wichtigsten Infos

Bevor Sie sich der Steine in vollem Umfang erfreuen können, sollten Sie noch hinter das eine oder andere Geheimnis kommen; schauen wir deshalb nun, wie Sie die Steine energetisch reinigen, sodass sie optimal für Sie arbeiten – und wie Sie sie anschließend programmieren und verwenden können. Natürlich lassen sich die Mineralien auch rein zur Dekoration einsetzen, angesichts ihrer außerordentlichen heilenden, reinigenden und energieregulierenden Eigenschaften wäre das allerdings die pure Verschwendung.

Die Wahl Ihres Steines

Sie können sich für einen der in diesem Buch beschriebenen Steine entscheiden oder aber Ihrer Intuition folgen, was viel mehr Spaß macht. Einfach dadurch, dass Sie den Blick über ein Regal mit Kristallen und anderen Steinen schweifen lassen, werden Sie den finden, der Sie gerade ganz persönlich anspricht. Er wird Ihre Aufmerksamkeit erregen, und zwar dauerhaft. Es ist Ihr Stein. Er mag vielleicht nicht der hübscheste oder größte sein, für Sie aber ist er der wirkmächtigste. Halten Sie ihn in Ehren.

Überlassen Sie Ihren Fingern die Wahl

Bewegen Sie die Finger in einem Gefäß voller (geglätteter, polierter) Trommelsteine, geschieht meist etwas Wunderbares: Ein bestimmtes Exemplar findet seinen Weg in Ihre Hand, und Sie können sich nicht von ihm lösen. Das ist Ihr Stein.

Bei größeren Steinen bedient sich die Fingersuche einer wenig bekannten Fähigkeit des menschlichen Körpers, die Sie auf die Energie der Kristalle einstimmt und die für Sie exakt richtige Frequenz erkennt. Wie? Mithilfe Ihres kinetischen Sinnes: des Vermögens, Energie zu spüren. In Ihre Finger gelangt dieses »Wissen« auf dem Wege der Intuition (siehe folgende Anleitung).

Bei der Wahl des richtigen Steins kann Ihnen die Fingersuche wie eine Wünschelrute zu Hilfe kommen.

Mit den Fingern den für Sie richtigen Stein ermitteln

1. Legen Sie Daumen und Zeigefinger einer Hand ringförmig zusammen.

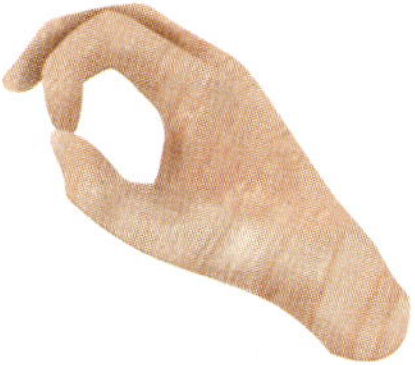

2. Führen Sie Daumen oder Zeigefinger der anderen Hand durch den Ring und legen Sie die Spitzen aneinander. Halten Sie die Hände über einen Stein – oder ein Foto davon – und fragen Sie: »Ist das mein Stein?«

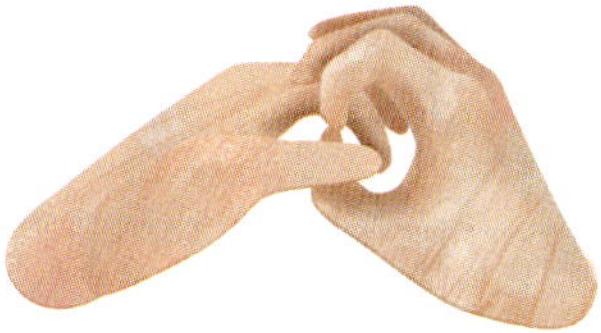

3. Versuchen Sie, die beiden Finger-Ringe auseinanderzuziehen. Bleiben sie bestehen, lautet die Antwort Ja. Löst sich ein Ring, bedeutet es Nein.

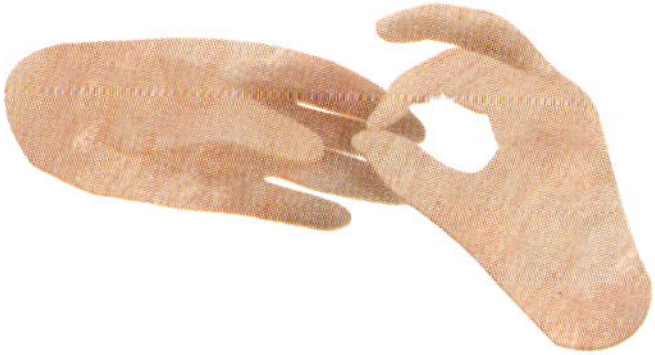

Reinigung

Steine nehmen die Schwingungen und negativen Energien aller auf, die sie in der Hand hatten. Neu erworbene Exemplare sollten Sie deshalb unbedingt zunächst reinigen. Und auch wieder, nachdem Sie sie eine Weile in Verwendung hatten. Wenn Sie sich beim Tragen eines Steines niedergeschlagen fühlen oder reizbar werden, sollten Sie ihn ebenfalls säubern, bevor Sie entscheiden, ob er richtig für Sie ist.

Die Reinigung Ihrer Steine

- Die meisten Steine lassen sich säubern und aufladen, indem man sie in paar Minuten lang unter fließendes Wasser hält. Am besten eignet sich frisches Fluss- oder Meerwasser, Leitungswasser geht aber auch. Damit sie nicht abhandenkommen, legen Sie kleine Steine am besten in ein Netz.

- Andere Möglichkeit: Legen Sie die Steine über Nacht in eine Schüssel mit Salz oder Naturreis; anschließend bürsten Sie die Reste sanft ab. (Bei brüchigen, mehrschichtigen oder krümeligen Steinen kein Salz verwenden.) Alternativ können Sie die Steine auf einen Bergkristall mit mehreren Spitzen oder einen Karneol legen und für ein paar Stunden in die Sonne stellen. Bei trübem Wetter visualisieren Sie ein helles Licht, das auf die Steine fällt. Weiße Exemplare können Sie im Mondschein wiederaufladen.

Alternative Reinigungsmethoden

Räuchern: Salbei, Vanillegras oder Räucherstäbchen entziehen den Steinen negative Energien. Zünden Sie das Räucherbündel aus getrockneten Kräutern oder ein Räucherstäbchen an und bewegen Sie es über den Steinen hin und her; kleine halten Sie in den Rauch.

Licht visualisieren: Stellen Sie sich eine Säule weißen Lichtes vor, das auf den Stein fällt, den Sie in der Hand halten. Tun Sie sich mit dem Visualisieren schwer, halten Sie den Kristall in sicherer Entfernung über eine Kerzenflamme.

Fertigprodukte: Geeignete Reinigungsmittel gibt es im Fachhandel. Sie tröpfeln die Substanz direkt auf den Stein oder geben ein wenig davon in eine Sprühflasche mit Quellwasser und vernebeln die Flüssigkeit über dem Stein.

Vorausgesetzt, Ihr Stein ist nicht krümelig, können Sie ihn unter laufendem Wasser reinigen.

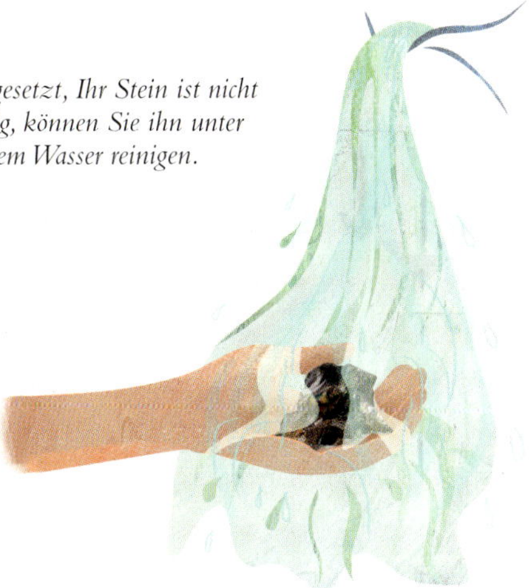

Programmierung

Wenn Sie einige Augenblicke darauf verwenden, Ihren Stein um eine harmonische Zusammenarbeit zu bitten, belohnt er Sie mit seiner starken besonderen Energie.

Aktivieren Sie Ihren Stein

1. Nehmen Sie ihn in die Hände.
2. Schließen Sie die Augen und fokussieren Sie sich auf den Stein.
3. Visualisieren Sie ihn von weißem Licht umgeben.
4. Bitten Sie darum, dass die höchsten Energien des Universums Ihren Stein segnen.
5. Bitten Sie darum, dass er auf Ihre Frequenz eingestimmt und zu Ihrem höchsten Guten aktiviert wird.
6. Erklären Sie dann Ihre Absicht – zum Beispiel »Dieser Stein wird mir zu heilen helfen«, »Dieser Stein wird Fülle und Glück in mein Leben bringen« – und bitten Sie den Stein, Sie bei der Realisierung Ihres Ziels zu unterstützen.

Aufbewahrung

Gute Pflege belohnen die Steine mit langem, hingebungsvollem Einsatz. Trommelsteine lassen sich in einem Stoffsäckchen aufbewahren, damit sie nicht zu schnell zerkratzen. Schmuck- und empfindliche Steine – besonders Kristallspitzen – sollten in ein Tuch gehüllt oder im Regal präsentiert werden. Einzelne Exemplare können Sie in ein Schmuckkästchen oder Schälchen legen.

Verwendung

Kristalle können getragen, auf oder an den Körper gelegt oder im persönlichen Umfeld platziert werden, um für Heilung, Sicherheit, innere Ruhe, Entspannung und Motivation zu sorgen. Auch können sie – auf spiritueller, mentaler, emotionaler oder körperlicher Ebene – helfen, die Ursachen von Beschwerden zu beheben.

Ein Augenschmaus Sollten Sie einen großen und besonders schönen Kristall besitzen, platzieren Sie ihn so, dass Sie ihn häufig sehen und in den Genuss all des Guten kommen, das er auf Sie abstrahlt.

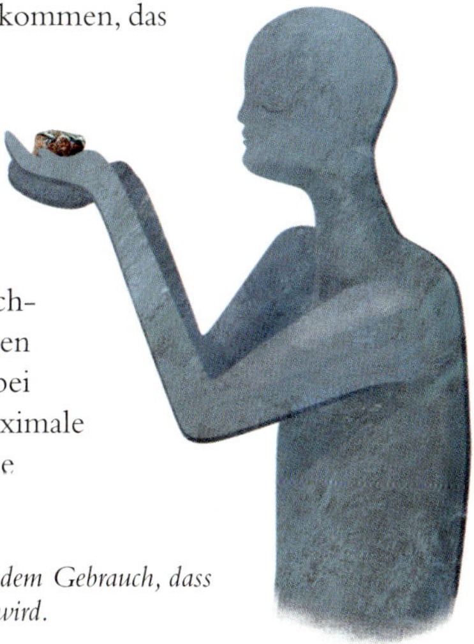

Am Körper
Das Tragen von (Schmuck-) Steinen ist eine hervorragende Möglichkeit, ihre Schwingungen den ganzen Tag über bei sich zu haben. Für maximale Wirksamkeit sollten sie Hautkontakt haben.

Bitten Sie den Stein vor jedem Gebrauch, dass er in Ihrem Interesse tätig wird.

Für einen sicheren, heiligen Ort Das Auslegen von Steinen in einem harmonischen Muster um sich herum erzeugt einen sicheren Ort und bereinigt Negatives. Bilden Sie probeweise einen Davidstern aus Selenit und schwarzem Turmalin: Legen Sie zunächst je einen schwarzen Turmalin an die Ecken eines imaginären gleichschenkligen Dreiecks. Dann kommen drei Selenite an die Ecken eines darüber gelegten zweiten imaginären Dreiecks, dessen Spitze nach unten weist. Je nach verfügbarem Platz kann der Stern groß sein oder auch klein. Selbst ein winziges Muster wirkt bereits Wunder.

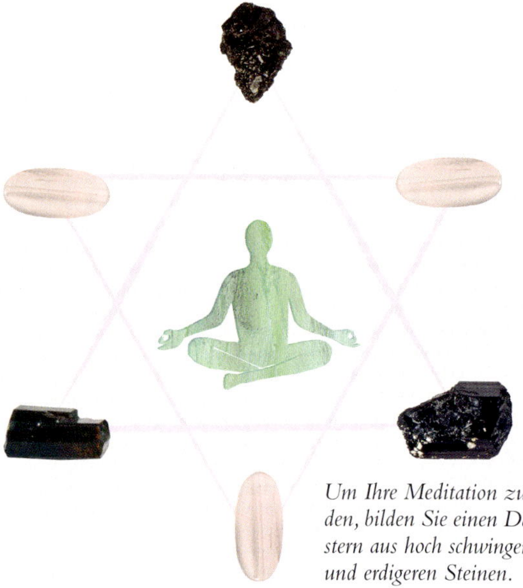

Um Ihre Meditation zu erden, bilden Sie einen Davidstern aus hoch schwingenden und erdigeren Steinen.

Meditieren Vertiefen Sie sich beim Sitzen in den Anblick eines Steins, um sich zu zentrieren und zu beruhigen.

Selbstschutz Tragen Sie Schungit oder schwarzen Turmalin oder legen Sie verschiedene Kristalle aufs Fensterbrett oder in ein Regal, um sich zu schützen und Ihr Haus mit guten Schwingungen zu füllen.

Abblocken negativer und toxischer Energien Legen Sie einen großen schwarzen Turmalin oder Schungit neben den Rechner oder andere Quellen elektromagnetischer Kraft.

Entspannung Positionieren Sie im Liegen Steine (nach innen zeigend) rund um Ihren Kopf. Besonders geeignet: Amethyst oder Auralit 23.

Gute Schwingungen Bilden Sie aus Steinen eine Acht über Ihnen und um Sie herum, und zwar mit hoch vibrierenden Steinen wie Selenit, Quarz oder AndaliteTM in der oberen Hälfte und rotem Jaspis oder Rauchquarz in der unteren, um sie zu verankern.

Zu Heilzwecken Beschwerden beruhen auf Disharmonie. Jede Erkrankung resultiert aus mangelnder Balance (siehe nächste Seite). Die Präsenz von Steinen kann Ihren Körper zum Glück bald wieder ins Gleichgewicht bringen und den Geist entspannen.

Ursachen von Erkrankungen und Beschwerden

Geschädigtes Immunsystem: Beschwerden entstehen, wenn die erste Verteidigungslinie defekt ist. **Lösung**: Schungitwasser trinken oder Hämatit oder Jade in der Brustmitte auflegen.

Stress und Anspannung: Zu viel Adrenalin und Stress macht krank. **Lösung**: Entspannung! Auralit 23 auf der Stirnmitte auflegen oder mit Selenit meditieren.

Zu wenig Ruhe: Auch Überarbeitung, Grübeleien und zu wenig Regenerationszeit können krank machen. **Lösung**: Amethyst oder Auralit 23 unterm Kopfkissen.

Emotionale Erschöpfung: Sie reduziert auf Dauer die Widerstandskraft. **Lösung**: ein grüner Aventurin unter der linken Achselhöhle.

Schock und Trauma: bringt den Körper aus der Balance und macht ihn anfällig. **Lösung**: ein Rosenquarz auf dem Herzen.

Negative Einstellungen oder toxische Emotionen: Schuldgefühle und unterdrückter Zorn sind langfristig genauso schädlich wie Minderwertigkeits- oder Schamgefühle. **Lösung**: ein Rauchquarz auf dem Solarplexus zieht jegliche toxische Emotion ab.

Angst und Furcht: schwächen auf Dauer die Physis.

Lösung: mit einem AnadaliteTM kuscheln.

Steinessenzen

Steinessenzen stellen eine ebenso einfache wie schöne Möglichkeit dar, von der lebenssprühenden Kraft der Kristalle zu profitieren. Dadurch, dass wir sie in frisches Quellwasser legen, werden die Schwingungen der Steine leichter zugänglich. Auf feinstofflicher Ebene bewirken die Essenzen Veränderungen (zumeist emotionaler und psychischer Natur); zudem sind sie hervorragend geeignet, Räume zu reinigen und Energien zu verstärken.

Herstellung

1. Reinigen Sie den Stein (siehe Seite 16).
2. Legen Sie ihn in ein sauberes Glasgefäß und bedecken Sie ihn mit reinem Quellwasser. (Handelt es sich, anders als bei den hier vorgestellten, um einen giftigen Stein oder aber um einen mehrschichtigen, löslichen oder zerbrechlichen, so legen Sie ihn in ein leeres sauberes Glasgefäß und stellen dieses in das Wasser.)
3. Lassen Sie das Glas sechs bis zwölf Stunden lang im Sonnen- oder Mondlicht stehen. (Weiße Steine profitieren vom Mondschein.)

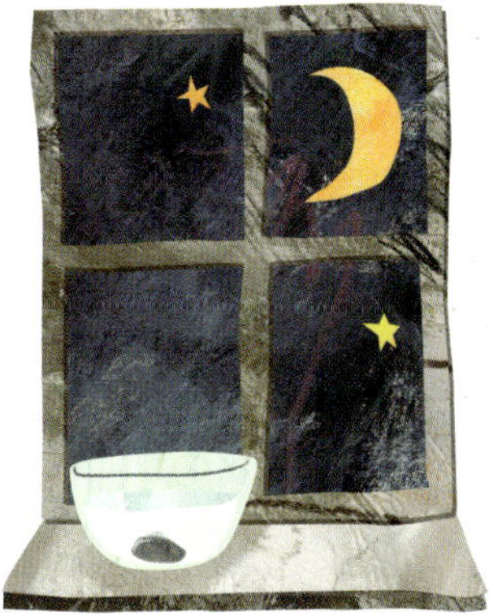

Stellen Sie die Steinessenz in das Sonnen- oder Mondlicht.

4. Entfernen Sie den Stein und geben Sie zum Konservieren die doppelte Menge Weinbrand, Wodka oder Apfelessig hinzu. (Dies ist die Urtinktur; sie muss vor Gebrauch verdünnt werden.)

Verwendung

1. Sieben Tropfen Urtinktur in ein gläsernes Tropffläschchen geben. Mit einem Drittel Weinbrand und zwei Dritteln Wasser auffüllen. In regelmäßigen Abständen davon nippen oder die Lösung auf die Haut auftragen.
2. Einige Tropfen Edelsteinessenz in Wasser ergeben ein Spray, das sich nicht nur für Sie persönlich, sondern auch für Privat- und Geschäftsräume eignet. (Wollen Sie es mehr als ein oder zwei Tage verwenden: ein Viertel Wodka oder weißen Rum hinzufügen.) Indem Sie ein paar Tropfen Essenz in die Hände geben und Ihren Körper von Kopf bis Fuß in etwa 30 Zentimetern Entfernung damit ausstreichen, bringen Sie sie auch in Ihre Aura ein.

Einen Versuch wert

- Um in Liebe zu baden: Rosenquarz-Essenz
- Roter-Jaspis-Essenz für den gewissen Kick
- Zum Selbstschutz: Schwarzer-Turmalin-Essenz
- Jade-Essenz zur Optimierung des Wohlbefindens
- Für einen heiligen Ort: Selenit-Essenz
- Reinigung von Räumen: Rauchquarz-Essenz

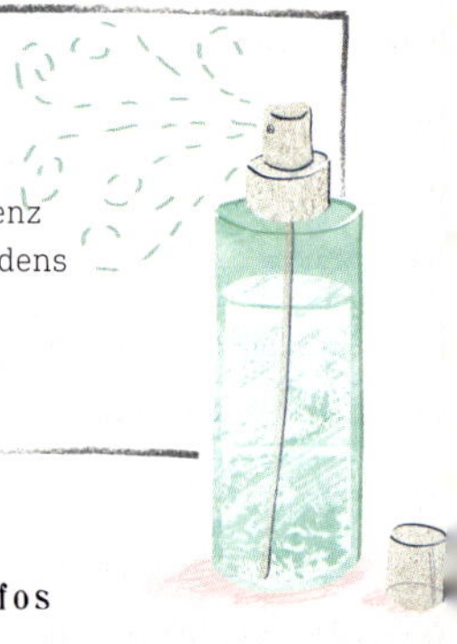

Bedeutende Stein- und Kristallarten

Bereits ein paar Steine – wie die, die ich Ihnen auf den folgenden Seiten vorstelle – können Ihr Leben sehr viel dynamischer gestalten. Ihre steinernen Freunde werden Sie auf Trab halten und in Ihren Alltag Würze bringen. Aber wenn nötig tragen sie auch zu Ihrer Beruhigung bei. Darüber hinaus werden diese faszinierenden Steine Sie beschützen und Ihr Wohlbefinden sichern. Sie können Sie in ungeahnte spirituelle Höhen expedieren oder Sie beschwingt durch Ihre übliche Routine begleiten. Geradezu ideal sind sie geeignet, Ihre Energien wieder ins Gleichgewicht zu bringen und eventuelle Beschwerden zu beheben. Nur dürfen Sie nie vergessen, Ihre Absichten klar zu formulieren und die Steine um Mithilfe zu bitten.

Schungit: Heilung

Es wird vermutet, dass dieses seltene Kohlenstoffmineral aus dem Weltall vor zwei Milliarden Jahren Gestalt annahm, als das nordrussische Karelien von einem enormen Meteoriten getroffen wurde.

Schungit enthält buchstäblich alle Mineralien des Periodensystems und verfügt aufgrund seiner einzigartigen Entstehung über phänomenale Schutzkräfte. Er setzt sich aus Fullerenen (auch »Fußballmoleküle« genannten hohlen Kohlenstoffmolekülen) zusammen, die aufgrund ihrer geothermischen elektromagnetischen Leitfähigkeit in der Nanotechnologie Verwendung finden. Außerdem schützen sie vor schädlichen elektromagnetischen Frequenzen.

Forschungen zeigen, dass Schungit antiviral sowie antibakteriell wirkt und Schadstoffe wie Pestizide, freie Radikale und Emissionen elektromagnetischer Felder (EMF) absorbiert.

»Jeder Mensch hat seine eigene Schwingung und sein bioenergetisches Feld. Kein Stein hilft also allen – wobei der Schungit diesem ›Allheilmittel‹ noch am nächsten kommt.«
Judy Hall, Crystal Prescriptions, Band 3

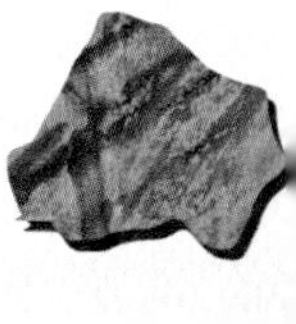

Körper: Erfahrung und Forschung deuten darauf hin, dass der Schungit, ein traditionelles Universalmittel, das Immunsystem stärkt und den Stoffwechsel unterstützt. Er kurbelt die Enzymproduktion an und lindert Schmerzen. Aufgrund seiner entgiftenden, antientzündlichen Wirkung wird er schon lange zur Wundheilung verwendet. Schungit verwandelt Wasser in eine bioaktive, vitalisierende Substanz, die zugleich schädliche Mikroorganismen und Verschmutzungen beseitigt.

Hinweis: Schungitwasser wird anders hergestellt als Steinessenzen (ab Seite 23). Geben Sie 100 Gramm Schungit in ein Netz, das Sie in eine Ein-Liter-Karaffe legen, die Sie mit Quellwasser auffüllen. Bioaktiv wird das Wasser nach 48 Stunden. Nun trinken Sie häufig davon und gießen jedes Mal Wasser nach. Die Steine einmal wöchentlich unter fließendem Wasser reinigen und einige Stunden in die Sonne legen.

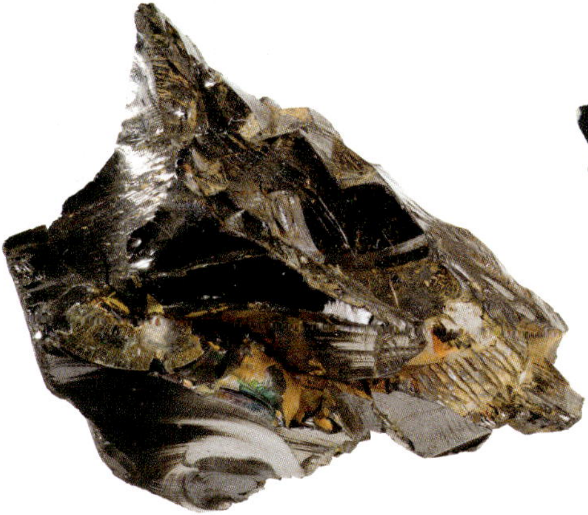

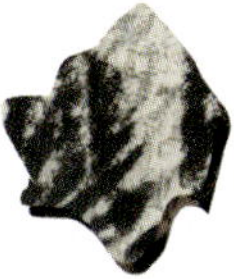

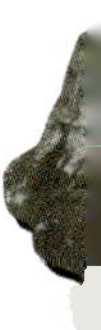

Physiologische Entsprechungen: Immunsystem, Neurotransmitter, Herzkreislauf, Verdauung, Entgiftung, Nieren und Leber, Gallenblase, Bauchspeicheldrüse.

Geist: Schungit hilft, alte Glaubensmuster zu erkennen und loszulassen, damit sich neue etablieren können. Zugleich ermutigt er Sie, alte Weisheiten wahrzunehmen und sie auf die Gegenwart anzuwenden, um eine neue Zukunft zu erschaffen.

Schungit neben dem Rechner schützt gegen EMF-Strahlung.

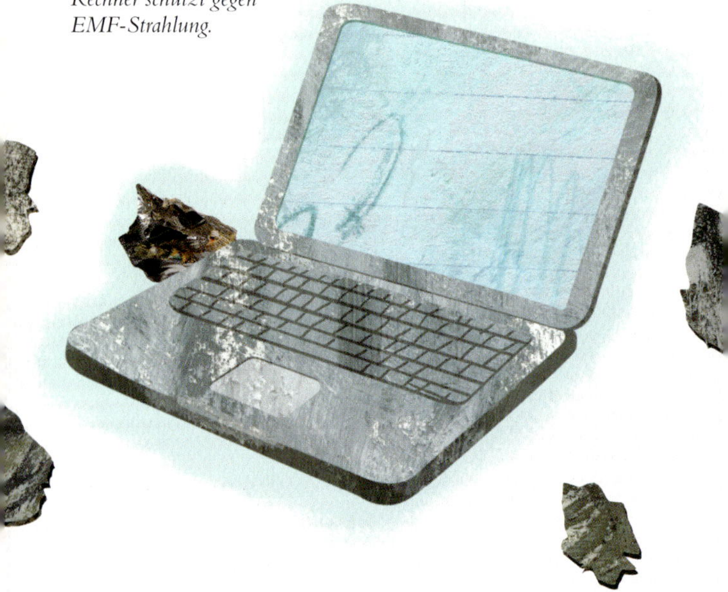

Emotionen: Das Wissen um die phänomenalen Schutzkräfte des Schungits gibt Ihnen ein Gefühl der Sicherheit. Tragen Sie ihn in turbulenten Zeiten, um sich zu beruhigen und einen friedlichen Ort zu erschaffen.

Seele: Da dieser Stein aus dem Weltall stammt, hilft er Ihnen zu erkennen, dass Sie nicht allein sind und weit mehr existiert, als Sie sich vorstellen können. Er erdet und beschützt Sie beim Meditieren und auf Fantasiereisen.

Bemerkenswert: »›Mütterchen Russland‹ heißt er, weil man glaubte, dass der Schungit den Samen des Lebens auf die Erde brachte«, sagt John Palaguta-Iles, der Gründer der Rainbow Chain, die Schungit direkt aus Karelien bezieht.

Schon gewusst? Schungit entstand aus kohlenstoffreichen Mineralien, deren Ursprung normalerweise verfallende organische Materie ist. Da es zu jener Zeit aber keine Wälder gab, muss der Meteorit, der Karelien getroffen hat, den Kohlenstoff mitgebracht haben. In einem Sanatorium am Onegasee wird seit Jahrhunderten heilendes Schungit-Wasser getrunken.

Heißer Tipp: Eine Schungit-Pyramide neben dem Bett hilft gegen Schlafstörungen und Kopfschmerzen, zudem beseitigt sie die physiologischen Folgen von Stress und EMF-Belastungen.

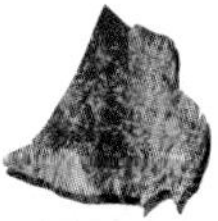

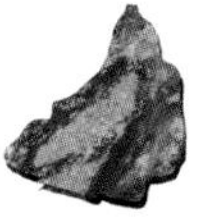

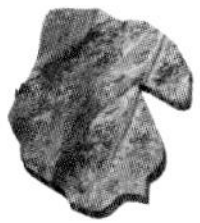

Hämatit: Körper

Der auch Blutstein genannte Hämatit galt, wie die Namen andeuten, lange als hervorragender Blutreiniger und machtvoller Heiler. Zu den mystischen, magischen Eigenschaften, die ihm zugeschrieben wurden, gehört, dass er das Wetter regelt und die Fähigkeit verleiht, Böses zu bannen.

Der Hämatit gilt als Gestaltwandler, weil seine Farbe sich je nach Lichteinfall verändert. Der Tradition zufolge lehrt er das schamanische Reisen in andere Welten und das Vermitteln zwischen den verschiedenen Bereichen.

»Blutstein bewahrt das Leben,
behütet den Menschen vor Schaden, verschafft seinem Träger
eine gute Reputation, hält ihm Gifte
vom Leibe und allerlei schreckliche Ungeheuer.«
Damigeron, De Virtutibus Lapidum

Körper: Wie aus einer der frühesten Steinrezepturen hervorgeht, wurde Hämatit lange zur Heilung des Blutes und der besonders reich durchbluteten Organe verwendet sowie zur Stabilisierung des Kreislaufs. Er regt den Lymphfluss und den Stoffwechsel an, zudem energetisiert er bei Erschöpfung jeder Art. Im Mittelalter wurde er gegen Nasenbluten verwendet. Sowohl im Morgen- als auch im

Abendland wurde der Stein früher pulverisiert und mit Honig sowie Eiweiß vermischt benutzt, um Schlangengift aus dem Körper zu entfernen, Tumore zu verkleinern und Blutungen zu stillen. Dem *Lapidarium* von König Alfons dem Weisen nach ließ der Hämatit äußerlich angewandt Abszesse innerhalb eines Tages abheilen.

Physiologische Entsprechungen: Blut und Kreislauf, Nieren, Nebennieren, Leber, Gallenblase, Milz, Blase, Darm, Thymusdrüse, Immun- und Lymphsystem, Stoffwechselprozesse, Augen, Entgiftung, Entsäuerung.

Geist: Hämatit beruhigt den Geist. Er verleiht Mut, lehrt aber auch den strategischen Rückzug sowie Flexibilität. Er verhilft zu der Erkenntnis, dass Veränderungen oft ein Chaos vorangeht. Er ist der perfekte Achtsamkeitsstein und fokussiert Ihr Bewusstsein auf Gegenwart und Akzeptanz.

Aufgrund seiner roten Flecken wird der Hämatit auch als Blutstein bezeichnet.

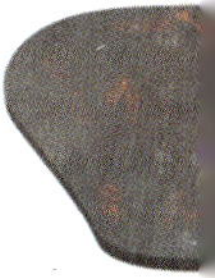

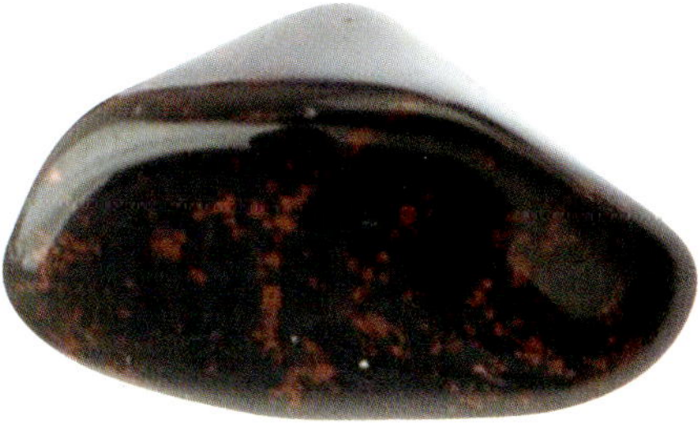

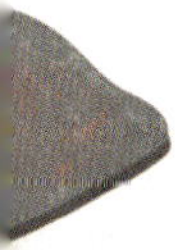

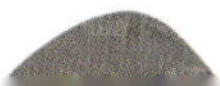

Emotionen: Hämatit wirkt beruhigend auf das Herz und reduziert Gereiztheit, Aggressivität, Ungeduld & Co.

Seele: Hämatit erleichtert die Integration der Spiritualität in den Alltag. Er reinigt und energetisiert Chakren (Energiezentren des Körpers) und Aura.

Bemerkenswert: Der römische Gelehrte Plinius der Ältere erwähnte zwar den Glauben, Hämatit mache bei Eklipsen das Wandern des Mondes über die Sonnenscheibe sichtbar, bestritt aber, dass der Stein seinem Träger Unsichtbarkeit verleiht.

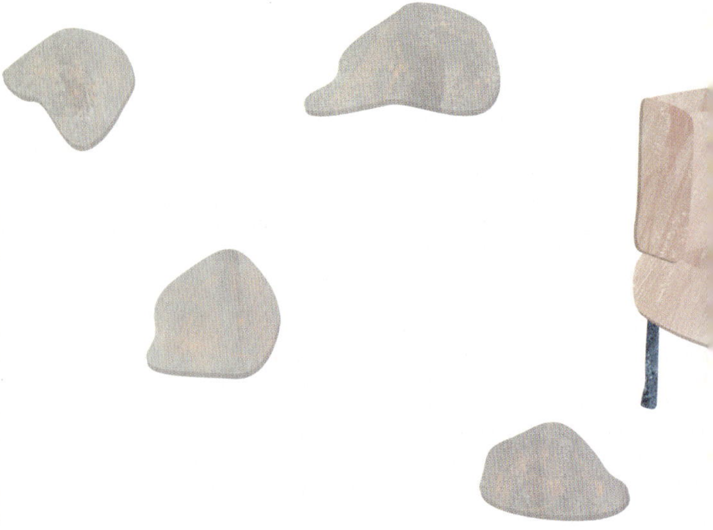

Schon gewusst? Im mittelalterlichen Christentum herrschte der Glaube, Hämatit verdanke seine Entstehung den Blutstropfen, die Jesu am Kreuz vergoss. Dokumente belegen seine Verwendung als Heilstein jedoch bereits 3000 Jahre zuvor.

Heißer Tipp: Bei Erkältungsgefahr können Sie sich einen Hämatit auf die Thymusdrüse kleben.

Ein Hämatit auf der Thymusdrüse regt das Immunsystem an.

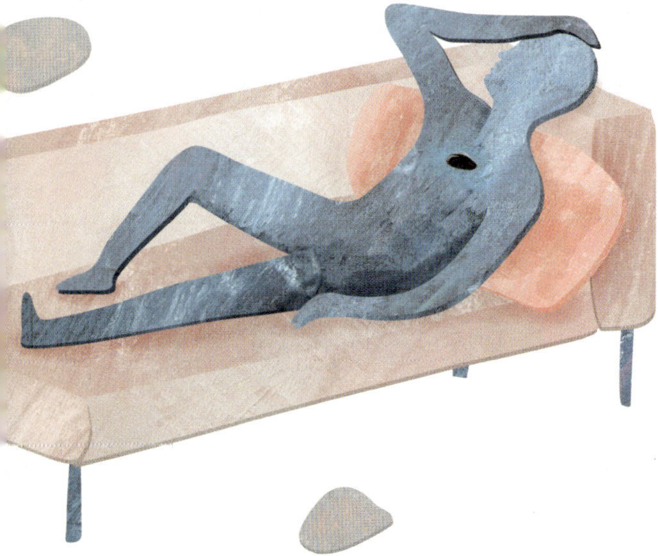

Auralit 23: Geist

Er wurde benannt nach dem herrlichen Nordlicht (aurora borealis), das die Ureinwohner Amerikas als »Tanzen der Geister« begriffen, sowie nach den 23 Mineralen, aus denen dieser Stein früheren Annahmen gemäß bestanden haben soll. Der Auralit 23 ist der »Stein des Erwachens«, ein einzigartiger Amethyst aus der Cave of Wonders im kanadischen Thunder Bay. Zwar kann er auch rein physisch verwendet werden, seine Hauptwirkung jedoch entfaltet er auf Geist und Seele. Auch als »Paradigmenwandler« bezeichnet, arbeitet er synergetisch mit anderen hoch schwingenden Kristallen zusammen, die sich alle gegenseitig verstärken.

»Ohne die Schatten in meinen Augen
sehe ich die Reinheit der Regentropfen und die Schönheit
des frühen Sonnenscheins.«
Virginia Alison, Autorin von Heaven Scent

Körper: Sein physisch größter Effekt ist das Ausschalten von Stress und Spannungen, das ein Relaxen ermöglicht. Der Stein lindert Kopfschmerzen, Migräne, Augenüberlastung, Muskelkrämpfe und allgemeines Unbehagen. Auch scheint er den Gefäßen gutzutun.

Physiologische Entsprechungen: Chakren und feinstoffliche Energiekörper (insbesondere die biomagnetische Energie um den physischen Körper).

Geist: Auralit 23 beruhigt und beschwichtigt den Geist so, dass es zu einer bewussten Verbindung mit den höheren Dimensionen kommt. Dieses neue Bewusstsein führt zu einer völlig anderen Geisteshaltung und Gemütsverfassung. Menschen, die auf diesen Energieschub nicht vorbereitet sind, kann es schier aus den Socken hauen. Alle anderen profitieren von ihm.

Emotionen: Auralit 23 hat auch emotional eine beruhigende Wirkung, besonders auf Heißsporne, und schenkt inneren Frieden. Krank machende Gefühlsschlacken entfernt er.

Leitet enorme geistige Veränderungen ein: Auralit 23.

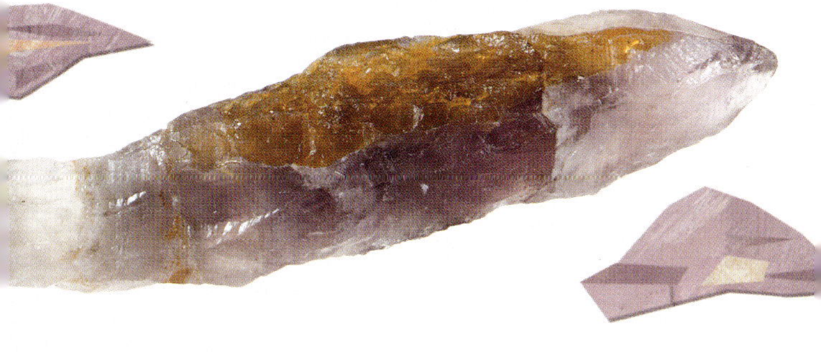

Seele: Dieser Stein pusht Ihr spirituelles Wachstum. Aufgrund seines Ursprungs stellt Auralit 23 eine Brücke zum Göttlichen dar. Er vertieft meditative Zustände und verbessert metaphysische Fähigkeiten. Ihn in der Hand zu halten verbessert den Kontakt zu Schutzwesen und Hütern.

Bemerkenswert: Auralit 23 wurde vor 1,2 Milliarden Jahren im Mesoproterozoikum geboren, als auch die ersten Mehrzeller entstanden. Höchstwahrscheinlich brachten Meteoriteneinschläge seltene Minerale auf die Erde, die sich zusammentaten und diesen mehrfarbigen Amethyst bildeten.

Schon gewusst? Untersuchungen des Gemological Institute of America haben ergeben, dass sich Auralit 23 aus mindestens 34 Mineralen im Amethyst zusammensetzt, unter anderem Titan, Kakoxen, Lepidokrokit, Ajoit, Hämatit, Magnetit, Pyrit, Pyrolusit, Gold, Silber, Platin, Nickel, Kupfer, Eisen, Limonit, Sphalerit, Covellin, Chalkopyrit, Gilalith, Epidot, Bornit, Rutil und Rauchquarz.

Heißer Tipp: Falls Sie einen »Affengeist« haben, der ständig von Hölzchen auf Stöckchen kommt, kann ein in der Stirnmitte aufgelegter Auralit 23 Abhilfe schaffen.

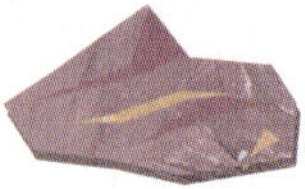

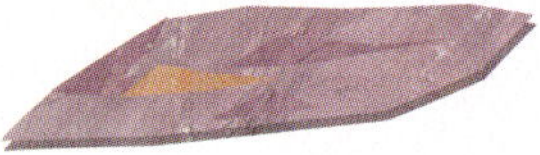

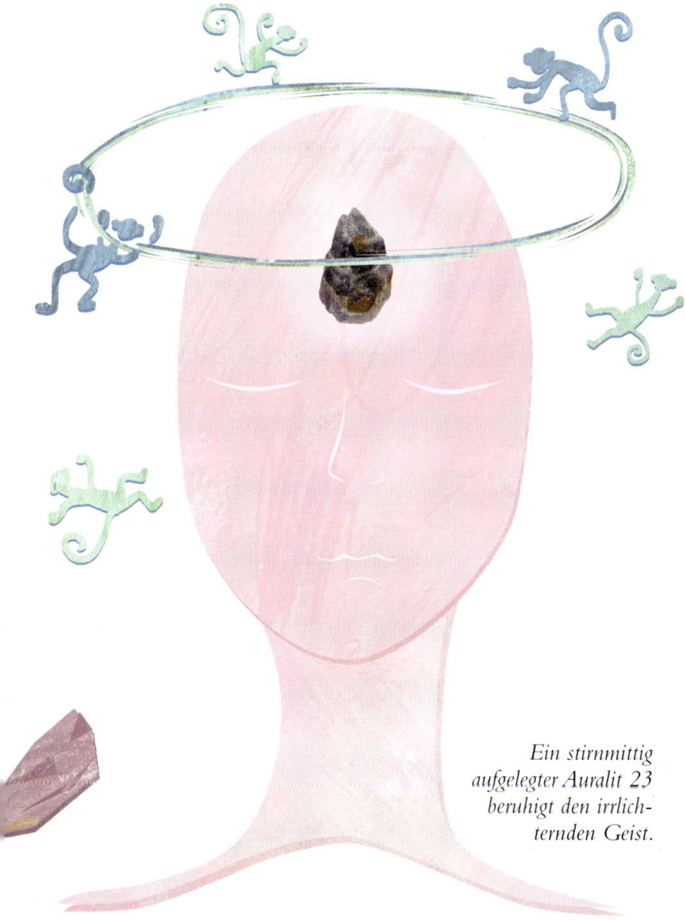

Ein stirnmittig aufgelegter Auralit 23 beruhigt den irrlichternden Geist.

Anandalit™ (auch Aurora- oder Regenbogen-Quarz): Seele

Seinen Namen verdankt der Anandalit dem Sanskritwort ananda, das »göttliche Glückseligkeit« bedeutet. Dieser Stein, der Sie mit Ihrer Seele verbindet und noch darüber hinausweist, hat mit die höchsten Schwingungen, die im Kristallreich je registriert wurden.

Anandalit fördert die Erweckung der Kundalini (an der Basis der Wirbelsäule verortete Lebenskraft, die bei Aktivierung bis zum Kopf aufsteigt); entfaltet sie sich allerdings auf ungerichtete, zufällige Art und Weise, kann körperliche Unausgeglichenheit die Folge sein. Der Anandalit jedoch ebnet ihr den Weg über den Rücken und durch den Körper, wo sie emotionale Blockaden lösen kann, die dem spirituellen Erwachen entgegenstehen.

»Ein Teilchen dieses Glücks enthält das Glück des ganzen Universums. Von diesem Licht wird alles erleuchtet.«
Vijnananankа

Körper: Anandalit öffnet die Chakren und richtet sie aus; dabei beseitigt er alles, was psychosomatische Folgen für den Körper haben könnte.

Physiologische Entsprechungen: Zentrales Nervensystem, physisches und psychisches Immunsystem, Meridiane, Chakren und feinstoffliche Energiekörper.

Geist: Anandalit unterstützt Sie bei der Einstimmung auf die unendlichen Möglichkeiten des höchsten universellen Geistes – der Quelle tiefer Weisheit und Klarheit.

Emotionen: Dieser Kristall erleichtert eine sanfte kathartische Freisetzung von Gefühlen und ersetzt sie durch tiefe Freude. Wirkt wunderbar gegen Depressionen und Ängste.

Anandalit: wie kristallisiertes göttliches Licht.

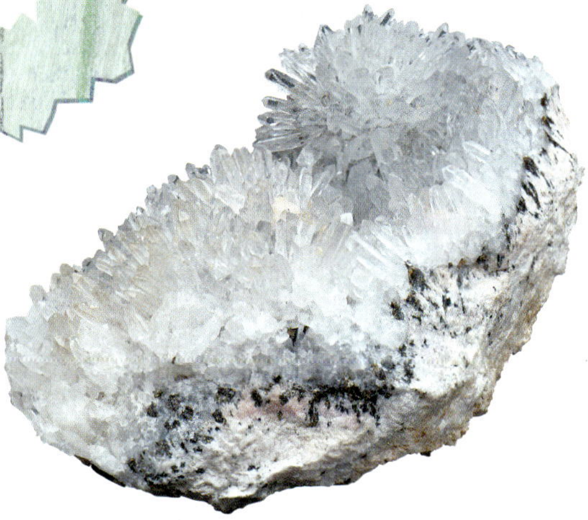

Seele: Anandalit verstärkt Ihr spirituelles Bewusstsein. Er verbindet Sie mit dem Quantenfeld, das die Alten »Glücksbewusstsein«, »göttliches Licht« oder »Erleuchtung« nannten. Er öffnet Ihr Kronensystem sowie die höheren Kronenchakren und hilft Ihnen so, sich auf Ihre wahre Natur als Kind des Universums einzustimmen. Dieser »Aktivator des Lichtkörpers« erfüllt Ihr ganzes Wesen mit Licht und gibt Ihnen das Gefühl, Teil des größeren göttlichen Ganzen zu sein.

Bemerkenswert: Das vielfarbige Irisieren dieses Quarzes geht womöglich auf das chemische Element Rhodium zurück.

Schon gewusst? Anandalit reinigt die Chakren und bahnt der Kundalini ihren Weg über die Wirbelsäule bis hoch zum Kopf – aber nur, wenn Sie entsprechend vorbereitet sind! Suchen Sie deshalb nach Möglichkeit den Rat eines erfahrenen Therapeuten für Kristall- und Kundaliniarbeit. Denn mit dieser machtvollen Lebenskraft ist beim besten Willen nicht zu spaßen.

Heißer Tipp: Als Frühjahrsputz für Ihre Aura fahren Sie mit einem Anandalit von den Füßen bis zum Kopf in geringer Entfernung über Ihre Körpervorderseite und über den Rücken zurück. Am besten mehrmals.

Zur Reinigung der Aura ziehen Sie mit einem Anandalit einen Kreis um Ihren ganzen Körper.

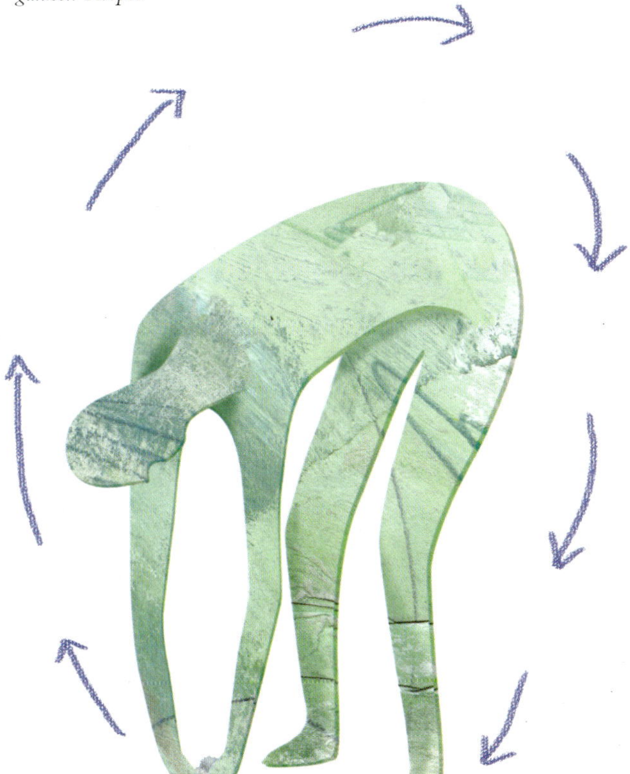

Jade: Gesundheit und Wohlbefinden

Im alten China galt die Jade als sehr wertvoll, weil man sie für einen Glücks- und Freundschaftsmagneten hielt, der vor Schaden bewahrte. Im Westen wurden die Köpfe von Zeremonialäxten daraus hergestellt. Auch heute noch verspricht man sich von diesem seifigen Stein, der hauptsächlich in den Varianten Jadeit und Nephrit vorliegt, Fülle und Wohlbefinden. Er wird mit dem Herzchakra in Verbindung gebracht und vergrößert sowohl die Liebe als auch die Fähigkeit zur Selbstfürsorge.

»Nicht, weil sie seltener wäre, ist die Jade kostbar, sondern weil ihre Eigenschaften … den Tugenden der Güte, Weisheit, Rechtschaffenheit, des Anstands, der Loyalität und Vertrauenswürdigkeit entsprechen … In diesen edlen Tugenden schlagen sich die himmlischen Prinzipien nieder.«
Konfuzius

Körper: Als Reinigungsstein unterstützt Jade die Entgiftungs- und Ausscheidungsorgane sowie das Immunsystem. KristallheilerInnen verwenden sie, um das Zell- wieder neu mit dem Skelettsystem zu verbinden. Schon lange glaubt man auch, dass Jade die Nieren entgiftet, die Körperflüssigkeiten und das Verhältnis von Wasser und Salz sowie den Säure-Basen-Haushalt ausgleicht. Als traditionell hilfreich gilt sie bei Fruchtbarkeitsfragen und für die Niederkunft.

Physiologische Entsprechungen: Blase, Nieren und Nebennieren, Hüften, Milz.

Geist: Jade hilft, Körper und Geist zu verbinden, und stabilisiert die Persönlichkeit. Sie reduziert obsessives, negatives Denken und verbessert das Organisationsvermögen.

Emotionen: Jade erleichtert die Bewältigung des Traumas alter Trauer, das verdrängt wurde und nun im emotionalen Energiefeld eingeschlossen ist. Ferner wirkt sie gegen Reizbarkeit und schenkt innere Ruhe.

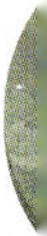

Jade gehört zu den ältesten Heilsteinen Chinas.

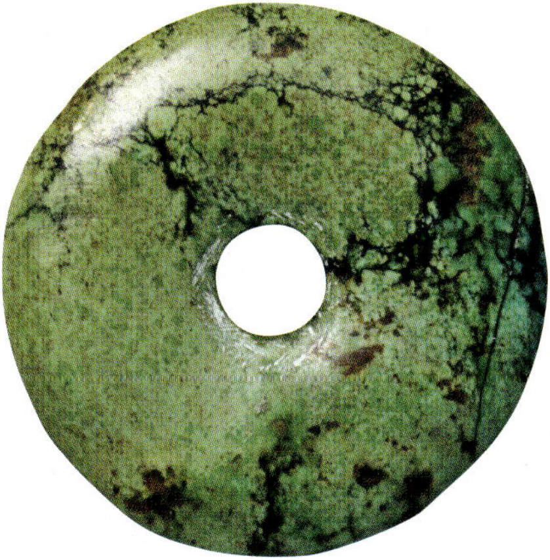

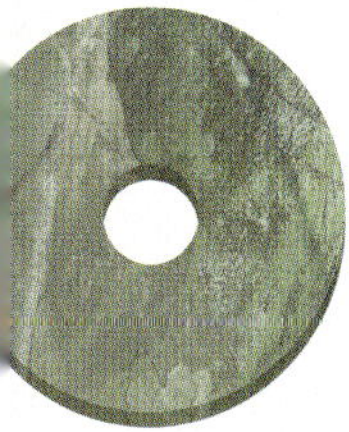

Seele: Traditionell steht dieser Stein für Ganzheitlichkeit und inneren Frieden. Er ermutigt Sie, ganz Sie selbst zu sein, und hilft Ihnen, sich als spirituelles Wesen wahrzunehmen. Um den Pessimismus in Ihrem Umfeld zu kompensieren, visualisieren Sie bei einer Jade-Meditation alle positiven Veränderungen, die Sie bewirken wollen.

Bemerkenswert: Im alten China wurden die Könige oft in raffinierten Rüstungen aus Jade und Gold beigesetzt, die ihnen Schutz und Unsterblichkeit verleihen sollten.

Schon gewusst? Seit jeher gilt Jade als Symbol für Reinheit und Gelassenheit. Im Osten hoch geschätzt, verheißt sie aus der Ruhe geborene Weisheit.

Heißer Tipp: Zur Stimulation des physischen und psychischen Immunsystems tragen Sie diesen Stein über oder auf der Brustmitte. Auf der Stirn aufgelegt, verschafft er Ihnen aufschlussreiche Träume. Darüber hinaus gilt Jade als idealer Schutzstein auf Reisen, insbesondere für Leute, die allein unterwegs sind.

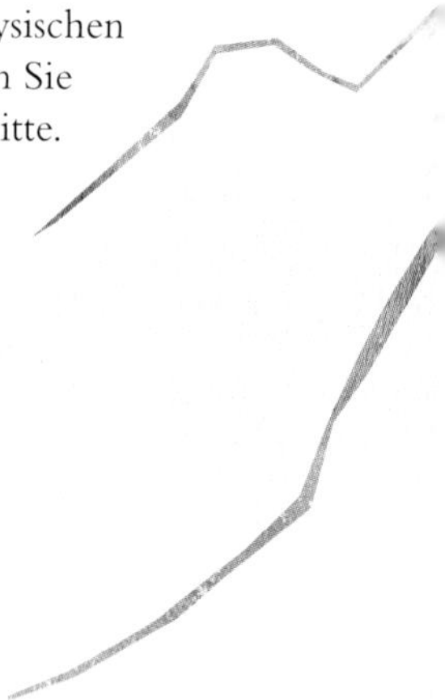

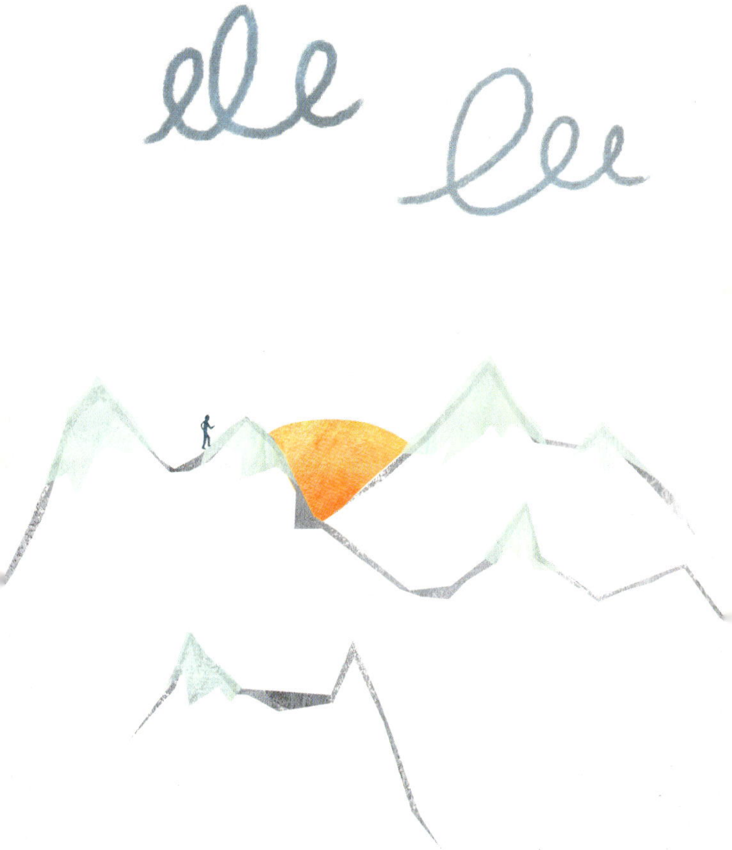

Tragen Sie auf Reisen ein Jade-Amulett.

Roter Jaspis: Vitalität

Der Rote Jaspis ist ein machtvoller, energiegeladener Stein. Ihn bei sich zu haben wird Ihr Leben enorm auf Trab bringen, denn irgendwie ist er ein Partylöwe, von dem es traditionell heißt, er könne das sexuelle Vergnügen verlängern.

Bekannt für den von ihm ausgehenden »immerwährenden Schutz« war der Rote Jaspis im Altertum als Amulett sehr beliebt. In der hohen Magie Deutschlands im 15. Jahrhundert wurde er gegen »anstößige Vorstellungen« eingesetzt und im 16. vertrieb er »schädliche Traumgestalten«. Roter Jaspis empfiehlt sich gegen schlimme Albträume und Besetzungen durch böse Wesenheiten. Er ist der Stein von Apostel Petrus und Erzengel Haniel, dem Herrscher über die himmlischen Heerscharen.

»Der heilige Gral ist die Schüssel, daraus Christus bei der Stiftung des Abendmahls mit seinen Jüngern gespeist hat. Er besteht aus einem Jaspis, dem edlen Steine …«
Ludwig Uhland

Körper: Wann immer Sie besonders viel Energie oder Schwung benötigen, ist dieser Stein das Mittel der Wahl. Als Gesundheitsstein, welcher der Tradition nach den Kreislauf stärkt und Blut und Leber entgiftet, wurden bereits in den allerfrühesten Steinrezepturen erwähnt. Er soll langwierige Rekonvaleszenzen verkürzen, Fruchtbarkeit und Kreativität verstärken und Impotenz auf allen Ebenen überwinden helfen.

Physiologische Entsprechungen: Kreislauf, Verdauung, Sexualfunktionen, Fortpflanzungsorgane, Leber, Mineralstoffwechsel.

Geist: Indem er die Fantasie anregt, verhilft Ihnen dieser Stein zu Spontaneität und Flexibilität. Er ermutigt Sie, die Dinge anzupacken, bevor etwas anbrennen kann, und Angefangenes durchzuziehen. Er verbessert Ihre Organisationsfähigkeiten und hilft Ihnen bei der Umsetzung von Ideen. Nachts unters Kopfkissen gelegt, unterstützt er Sie bei der Erinnerung an Ihre Träume.

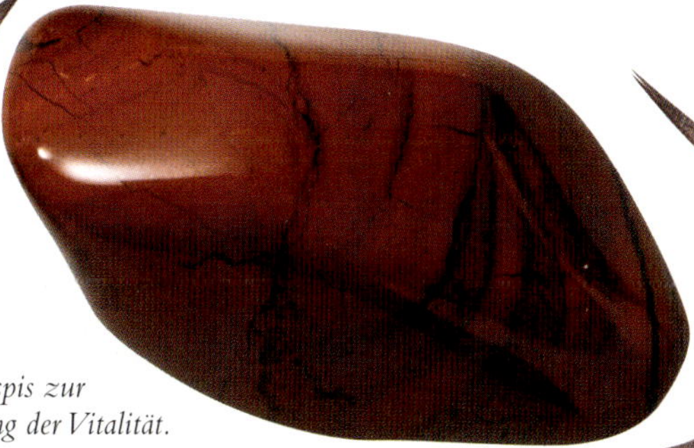

Roter Jaspis zur Steigerung der Vitalität.

Emotionen: Der Stein ermutigt, ehrlich zu sich selbst zu sein. Kleine Exemplare sind gut zur Herstellung einer Kette geeignet, die die Emotionen eindämmt, wenn sie leicht gestreichelt wird. Der Stein kann aber auch Leidenschaften anfachen.

Seele: Roter Jaspis erdet Sie und bietet Ihrer Seele Schutz. Er reinigt und stabilisiert die Aura und festigt die emotionalen Grenzen, die Sie setzen. Gleichzeitig animiert er uns alle, füreinander da zu sein.

Bemerkenswert:
Im alten Ägypten wurde der Rote Jaspis mit dem Monatsblut der Göttin Isis in Verbindung gebracht und sowohl Schwangeren als auch stillenden Müttern gegeben.

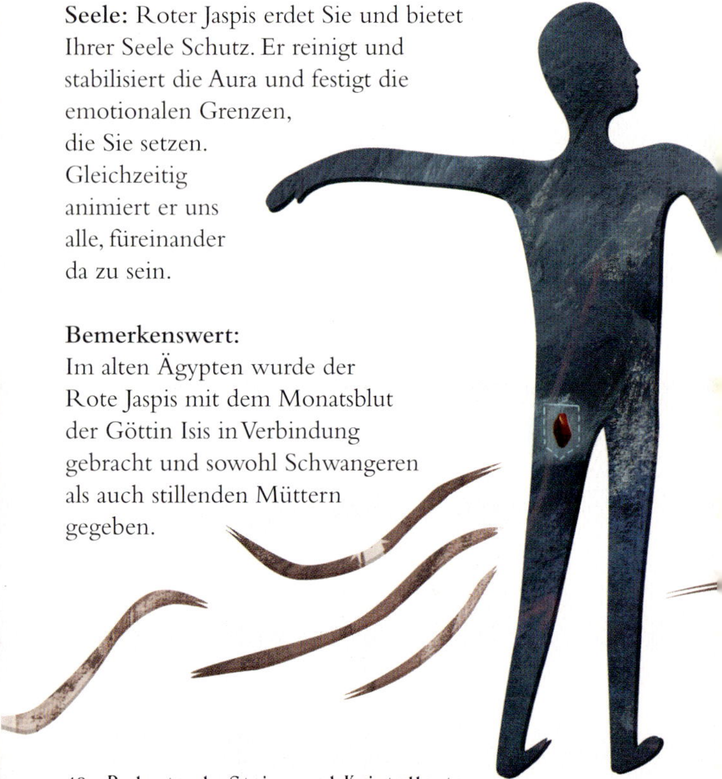

Schon gewusst? In der Sprache der Steine symbolisiert der Rote Jaspis Mut und Weisheit. Und in der Kristallomantie sagt er, dass Ihre Liebe erwidert wird.

Heißer Tipp: In der Hosentasche getragen, heißt es, steigert Roter Jaspis die Libido und bringt mehr Leidenschaft ins Leben.

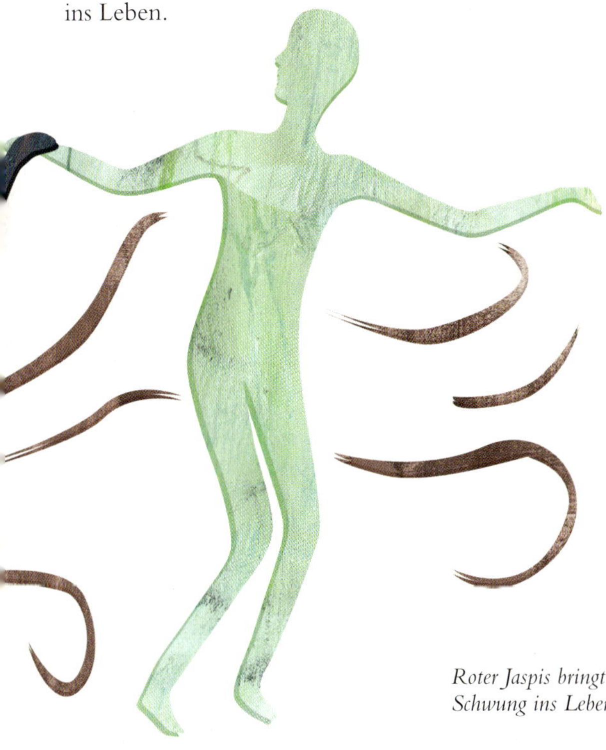

Roter Jaspis bringt Schwung ins Leben.

Eye of the Storm (Judys Jaspis): Stabilität

Eye of the Storm ist eine Verbindung aus Achat und Jaspis. Wer diesen Stein bei sich hat, fühlt sich buchstäblich wie im »Auge des Sturms«: Um Sie herum herrscht wildes Tohuwabohu, und Sie befinden sich im Zentrum, wo alles ganz ruhig ist. Nun können Sie sich verstecken und sind gut geschützt; oder aber Sie wachsen über sich hinaus und betrachten alles von einer höheren Warte aus.

Dieser Stein erinnert Sie daran, dass alles unbeständig ist und sich je nachdem, was getan oder beschlossen wird, verändern kann. So werden auch Lösungen sichtbar. Tragen Sie ihn bei sich, unterstützt er sowohl Sie als auch den Planeten – indem er die Welt heller, leichter und ausgeglichener macht.

»Der Wirbelsturm bezieht seine Kraft aus einem ruhigen Zentrum. Beim Menschen ist es genauso.«
Norman Vincent Peale

Körper: Als ausgezeichneter Entstresser schaltet der Stein die »Kampf oder Flucht«-Reaktion des Körpers ab, die sonst einsetzt, sobald dieser sich (auch irrtümlicherweise) bedroht fühlt. Von seiner Energie können Sie profitieren. Womöglich regt er sogar die Zellbildung an.

Eye of the Storm fördert eine umfassende natürliche Entgiftung, nimmt den Druck, der auf den Nieren lastet, und bringt die inneren Organe ins Gleichgewicht.

Physiologische Entsprechungen: Nebennieren, Nieren, Bauchspeicheldrüse, Milz, Augen, Blutdruck, Zellwände.

Geist: Der Stein weist Ihnen die größere Perspektive, damit Sie fundiertere Entscheidungen treffen und die Möglichkeiten erkennen können, die sich Ihnen bieten. Zudem zeigt er Ihnen, wenn Sie ein vermeintliches Problem unnötig aufblasen und den Kern der Sache verkennen. So könnte etwa der Verlust Ihres Arbeitsplatzes das Beste sein, was Ihnen je passiert ist, und Ihnen ganz neue, herrliche Jobperspektiven aufweisen.

Eye of the Storm als Trommelstein.

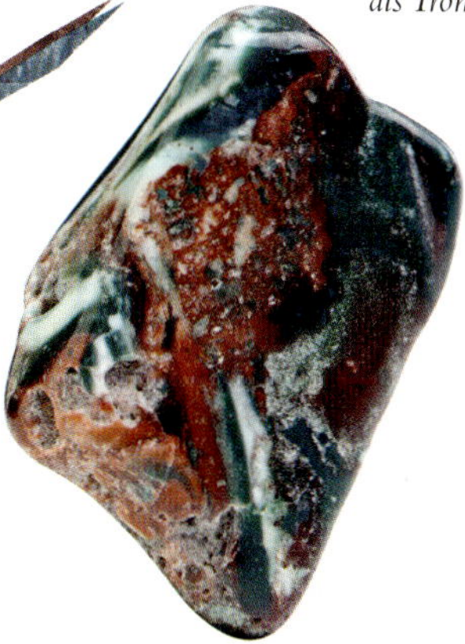

Emotionen: Eye of the Storm verwandelt jedes Verlust- oder Mangelgefühl in das Empfinden von Fülle und Überfluss.

Seele: Der Stein führt Sie an Ihre spirituellen Wurzeln zurück – in das »Zep Tepi« der alten Ägypter, also die goldene Ära der ersten Zeit, als Menschheit und Natur genauso in Harmonie miteinander waren wie Körper und Seele.

Bemerkenswert: Weil er bei ernsten Erkrankungen Kraft gibt, wird der Stein aktuell als Unterstützungsmittel nach einer Chemotherapie getestet.

Schon gewusst? Der Name »Eye of the Storm« stammt von mir, Judy Hall. Als »Judys Jaspis« benannt wurde er von dem erfahrenen Kristallarbeiter John van Rees.

Heißer Tipp: In stressigen Zeiten sollten Sie diesen Stein permanent bei sich tragen.

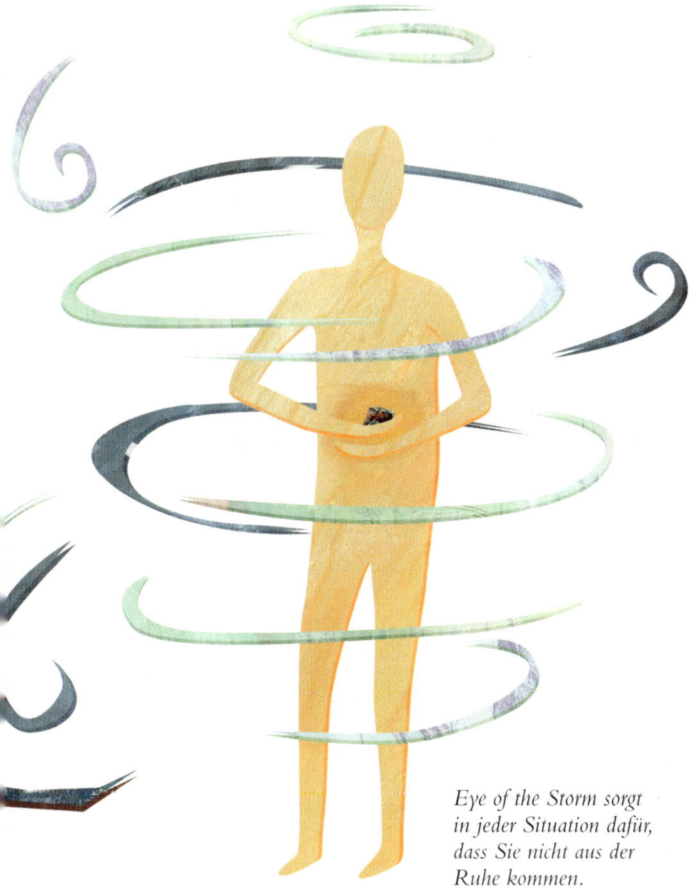

Eye of the Storm sorgt in jeder Situation dafür, dass Sie nicht aus der Ruhe kommen.

Goldfluss: Wohlstand

Der als »Geldstein« angepriesene glänzende, edelsteinartige Goldfluss wird künstlich hergestellt und besteht aus Glas und Kupfer. Er unterstützt Sie bei der Alchemie finanzieller Transaktionen und wird traditionell benutzt, um alle Arten von Reichtum anzuziehen.

Die beste Qualität findet sich in der Mitte der Glasmasse. Herausgelöst und so geglättet, dass er seine ganze Schönheit offenbart, symbolisiert er die inneren Prozesse, die stattfinden müssen, bevor es zu einer wahrhaftigen Verwandlung kommen kann.

Unter SteinheilerInnen wird engagiert darüber diskutiert, ob der Goldfluss überhaupt zu den Heilsteinen zählt oder nicht. Die Meinungen sind geteilt. Weil er jedoch schon so lange in Gebrauch ist und aufgrund der Materialien, aus denen er besteht – Kupfer ist ein starker Heiler –, genießt er einen durchaus guten Ruf. Stellen Sie ihn also am besten selbst auf die Probe.

»Nicht das, was wir haben, stellt unseren Reichtum dar, sondern das, woran wir uns erfreuen.«
Epikur, altgriechischer Philosoph

Körper: Angeblich dient Goldfluss der körperlichen Entgiftung. Aufgrund seines Kupfergehalts hilft er gegen Arthritisschmerzen und stärkt die Knochen. Sein Funkeln wirkt überdies gegen Niedergeschlagenheit.

Physiologische Entsprechungen: Kreislaufsystem.

Geist: Goldfluss lehrt, dass wir genau das bekommen, was wir uns vorstellen und ausmalen. Denken Sie also am besten positiv!

Ein geschliffener Goldfluss in seiner ganzen Schönheit.

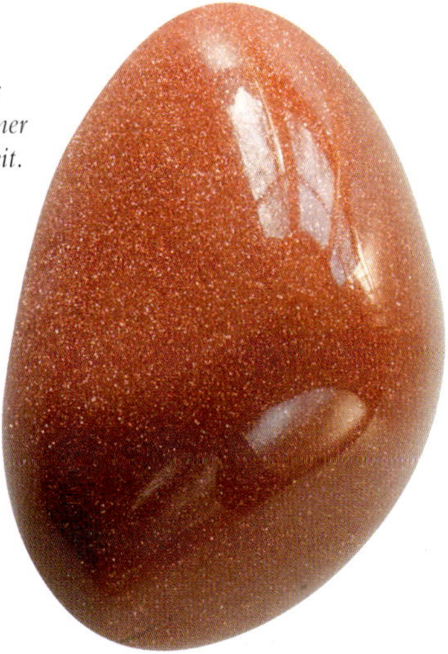

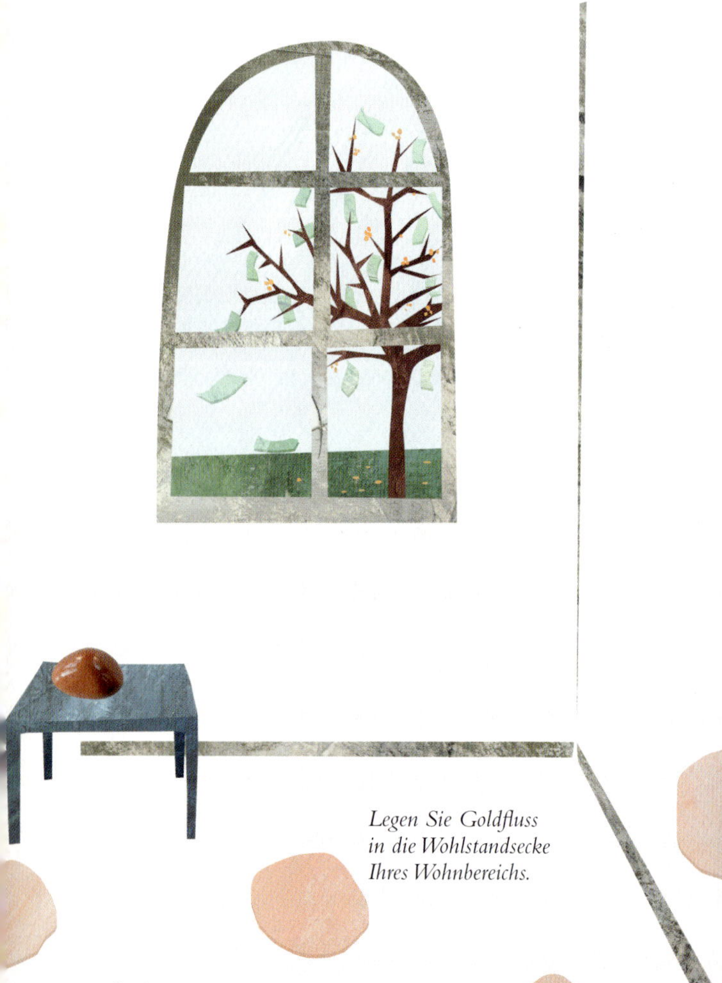

Legen Sie Goldfluss in die Wohlstandsecke Ihres Wohnbereichs.

Emotionen: Goldfluss hilft Ihnen, die Ruhe zu bewahren, und stabilisiert Ihren Gefühlshaushalt.

Seele: Er hebt die Stimmung, auch wenn das nicht seine stärksten Pluspunkte ausmacht.

Bemerkenswert: Das erste Glas dieser Art erzeugten die Alchemisten bei ihrem Versuch, Gold herzustellen. Neben einem italienischen Mönchsorden kannte im 17. Jahrhundert auch die venezianische Familie Miotti das eifersüchtig gehütete Rezept. Besonders geschätzt wurde Goldfluss von den Chinesen, die ihn als »Goldsternglas« bezeichneten. Während der Herstellung muss das geschmolzene Glas eine bestimmte Temperatur aufweisen, bis die Mineralsalze schließlich auskristallisieren und ihre spektakulären Farben offenbaren.

Schon gewusst? Überfluss ist mehr Geisteshaltung als reiner Geldbesitz. Das starke innere Gefühl überbordender Fülle eröffnet ungeahnte Möglichkeiten. Ein opulentes Leben ist enorm bereichernd – körperlich, mental, emotional und spirituell. Es beruht auf der Wertschätzung sich selbst und seinem Leben gegenüber – genau so, wie es gerade ist.

Heißer Tipp: Um Ihren Wohlstand zu steigern, legen Sie Goldfluss in die Wohlstandsecke Ihres Wohnbereichs – von der Eingangstür aus gesehen die hinterste linke Ecke.

Grüner Aventurin: Erfolg

Grüner Aventurin ist ein Stein des Wohlergehens und gehört zu den bedeutendsten Magneten für Glück, Fülle und Erfolg. Er fördert Führungsqualitäten und Entscheidungsfreude, lehrt aber auch, dass man keinen äußerlich sichtbaren Erfolg haben muss, um ein erfülltes Leben führen zu können.

Der Stein zeigt, dass »Scheitern« kein Fehler ist, sondern vielmehr Teil eines Lernprozesses: weil er Ihnen nämlich das zu schätzen hilft, was Sie haben, und Sie ermutigt, einen weiteren Versuch zu unternehmen, realistische Ziele anzuvisieren, statt Luftschlösser zu bauen.

Grüner Aventurin hilft Ihnen dabei, eventuelle Mangelgefühle oder ein gewisses »Armutsbewusstsein« zu erkennen (und zu überwinden), die Ihnen womöglich im Weg stehen. Diese steinerne Unterstützung beendet Ihre Abhängigkeit von anderen und zeigt Ihnen, was Sie alles vermögen. Für den Fall, dass Sie aus Ihrer Komfortzone heraustreten wollen, verstärkt grüner Aventurin Ihr Selbstvertrauen und hilft Ihnen, Ihr wahres Selbst anzunehmen.

»So gelang das Leben in seinem scheinbaren Scheitern:
Was ich sein wollte und nicht wurde,
gereicht mir zum Troste.«
Robert Browning, englischer Dichter

Körper: Grüner Aventurin fördert das Wohlbefinden. Außerdem hilft er, bis zum Alter von sieben Jahren das menschliche Wachstum zu steuern.

Physiologische Entsprechungen: Milz, Augen, Lunge, Herz, Haut, Nebennieren, Nebenhöhlen, Muskulatur und Urogenitaltrakt, Thymusdrüse, Stoffwechsel, Nervensystem, Bindegewebe.

Geist: Als einer der kreativitätsfördernden Steine stabilisiert er den Gemütszustand. Er schärft das Wahrnehmungsvermögen und hilft beim Ausloten von Alternativen und Möglichkeiten, insbesondere wenn sie von anderen stammen.

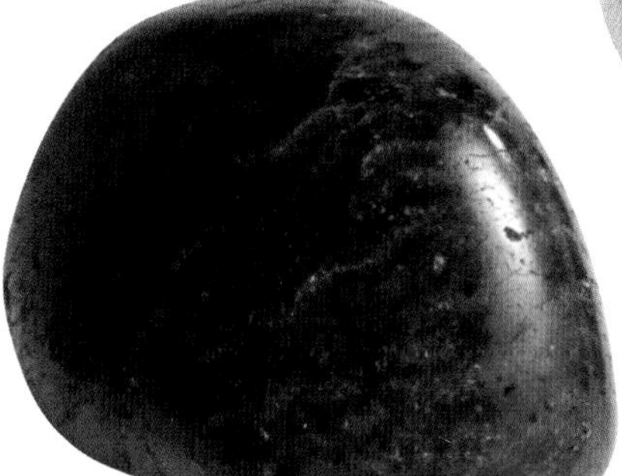

Grüner Aventurin als Trommelstein.

Am Körper getragen macht Grüner Aventurin erfolgreich.

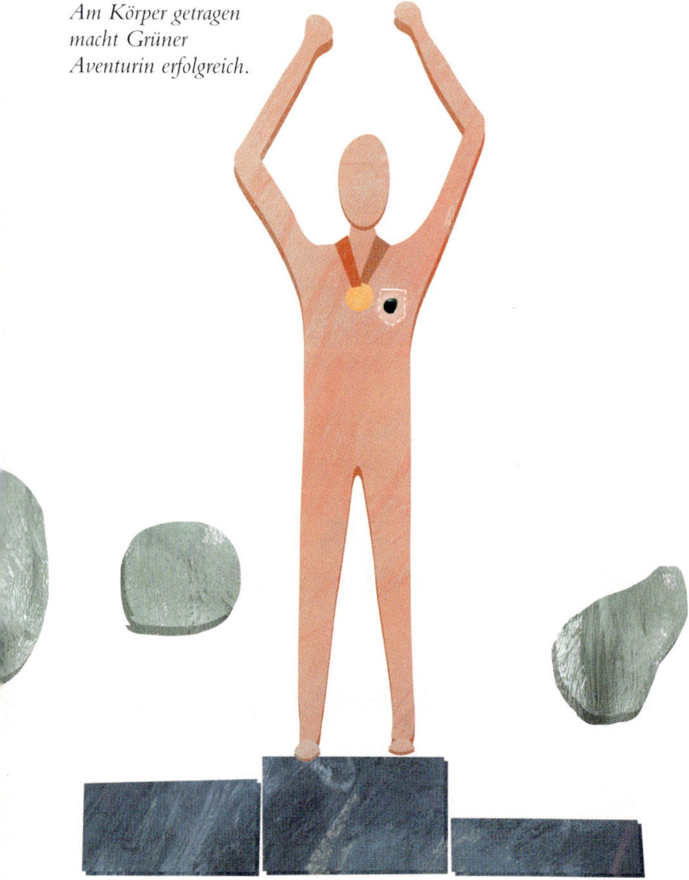

Emotionen: Grüner Aventurin wirkt beschwichtigend bei Zorn und Gereiztheit. Er unterstützt die emotionale Genesung und hilft dabei, aus dem Herzen heraus zu leben.

Seele: Dieser Stein aktiviert und beschützt das Herzchakra. Darüber hinaus hält er Ihnen mögliche Energievampire vom Hals.

Bemerkenswert: »Aventurin« soll auf das italienische *a ventura* zurückgehen, das »auf gut Glück« bedeutet – wohl, weil dieser Stein meistens zufällig gefunden wird.

Schon gewusst? Im Altertum sehr bekannt war eine opake Quarz- beziehungsweise Feldspat-Varietät mit funkelnden Pyriteinschlüssen, und in Museen finden sich viele Artefakte aus diesem glitzernden Material. Aufgrund von Übersetzungsproblemen lässt sich schwer sagen, welche Eigenschaften ihm genau zugeschrieben wurden. *Smargos*, »grüner Stein«, wird oft mit »Smaragd« übersetzt, doch dieser war sehr selten. Handeln könnte es sich also auch um grünen Quarz, grünen Aventurin oder Jade. Der »Smaragd« jedenfalls, der die in der Bibel erwähnte Brustplatte der Hohepriester zierte, war höchstwahrscheinlich ein grüner Aventurin.

Heißer Tipp: Legen Sie einen grünen Aventurin in Ihre linke Brusttasche oder tragen Sie ihn ständig am Körper, das verleiht Ihnen Selbstvertrauen und zieht Erfolg magisch an.

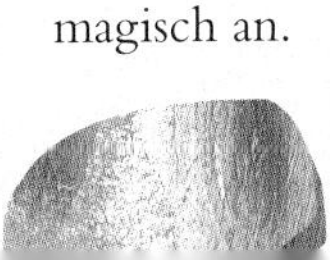

Rosenquarz: Liebe und Beziehungen

Dieser auch als »Stein der bedingungslosen Liebe« bekannte Kristall transformiert Ihr Verhältnis zu sich selbst und anderen; außerdem bringt er Zuneigung und Harmonie hervor.

Auch während einer Midlife-Crisis oder unter traumatischen Lebensbedingungen empfiehlt sich der Rosenquarz. Er erleichtert Ihnen eine objektive Sicht der Dinge ohne übermäßiges emotionales Engagement. Dieser wunderschöne Stein lehrt Sie, sich selbst zu lieben und zu akzeptieren, Vergangenes zu vergeben und aus dem Herzen heraus zu leben. Fühlen Sie sich einmal schwach und ungeliebt, nehmen Sie einen Rosenquarz in die Hand und erinnern sich an eine Zeit, in der Sie sich als total positiv, kompetent, geliebt und akzeptiert empfanden – der Kristall transferiert diese Gefühle in die Gegenwart.

»Güte in Worten schenkt Vertrauen.
Güte im Denken sorgt für Tiefgründigkeit.
Güte beim Geben erzeugt Liebe.«
Laozi

Körper: Dieser sanfte Stein harmonisiert das Hirn, richtet die Nervenbahnen aus und öffnet sie. Über der Brustmitte getragen, kann er Asthmaanfälle und andere Atemprobleme lindern. Auch trägt er zur Behebung psychosomatischer Krankheitsursachen bei.

Physiologische Entsprechungen: Herz, Blut, Kreislauf, Thymusdrüse, Lunge, Nebennieren, Haut, Hirnstamm, Geschlechtsorgane und Lymphsystem.

Geist: Rosenquarz unterstützt Ihre positiven Affirmationen. Ihn zu tragen, erinnert Sie an Ihre Absichten.

Rosenquarz in Herzform.

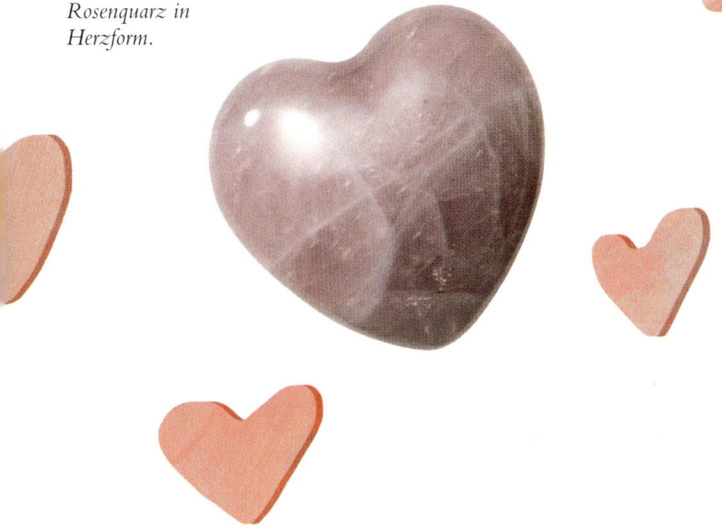

Emotionen: Ein echter emotionaler Heiler! Er setzt bislang blockierte Gefühle frei und transformiert sie; außerdem löst er Schuldgefühle und Verbitterung. Perfekt zur Heilung eines gebrochenen Herzens.

Seele: Rosenquarz öffnet das Herzchakra und verbindet Sie mit einem unerschöpflichen Vorrat an bedingungsloser Liebe und Mitgefühl. Auch das (mit dem Stirnchakra in Verbindung stehende) dritte Auge öffnet er und beschenkt Sie mit metaphysischen Gaben wie Hellsicht und Telepathie.

Bemerkenswert: Rosenquarz ist zwar schon seit einigen Jahren als Stein der bedingungslosen Liebe bekannt. Aus dem Altertum existieren jedoch keine Zeugnisse seiner Verwendung ebenso wenig wie Talismane aus diesem schönen Stein.

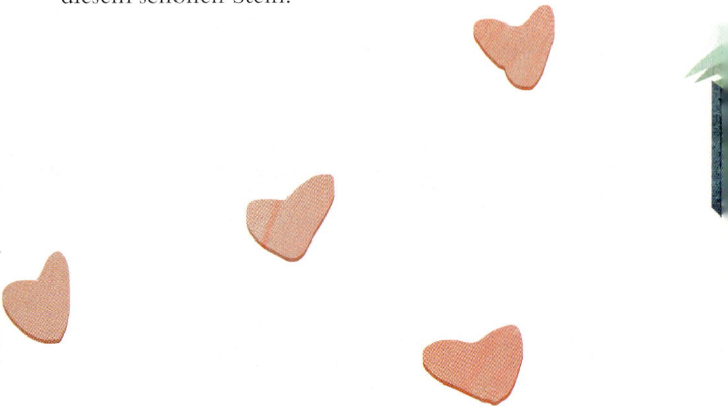

Schon gewusst? Im mittelalterlichen Böhmen galt Rosenquarz als kostbarer Edelstein; deshalb ziert er auch die Prager Sankt-Wenzels-Kapelle. Wie König Arthur in England soll auch Wenzel, Patron der Tschechischen Republik, mit seinen Rittern tief unter einem Berg schlafen und notfalls rechtzeitig aufwachen, um seinem Land in höchster Not beizustehen.

Heißer Tipp: Wenn Sie sich mehr Liebe für Ihr Leben wünschen, legen Sie einen großen Rosenquarz neben Ihr Bett.

Ein Rosenquarz am Bett als Anziehungspol harmonischer Liebe.

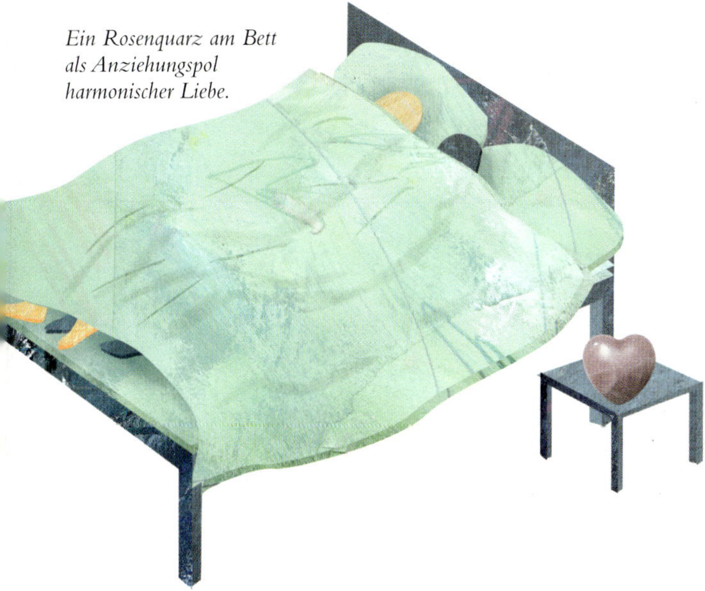

Zitrin: Karriere

Zitrin ist ein glücklicher, großmütiger Stein. Er regt dazu an, statt in einer Traumwelt im gegenwärtigen Moment zu leben, und verleiht Ihnen die zur Manifestation Ihrer persönlichen Realität erforderliche Energie. Nach dem Motto »Gleiches folgt Gleichem« fordert er Sie auf, auch die kleinsten Freuden in Ihrem Leben dankbar wahrzunehmen, und schlägt vor, dass Sie das, was Sie haben, mit anderen teilen und das Vergnügen des Gebens und Schenkens genießen.

Zitrin unterstützt Sie auf Ihrem Berufsweg, indem er Lebenszweck und Alltag in Einklang miteinander bringt und Ihnen hilft, Spaß an Ihrem Tun zu finden. Auch lehrt der Stein, dass jede Arbeit, die wir mit Liebe verrichten, gelingt. Tragen Sie einen Zitrin bei sich, und Ihre Träume werden sich erfüllen, weil Sie erkennen, dass das Universum Ihren Erfolg möchte – nicht weniger als Ihre Seele.

»Am Sich-klein-Machen –
sich mit einem Leben unter den eigenen Möglichkeiten
zu arrangieren – ist nichts Leidenschaftliches.«
Nelson Mandela

Körper: Zitrin ist gut dafür geeignet, sich zu energetisieren und die Batterien aufzuladen. Er wärmt und stärkt die Nerven.

Physiologische Entsprechungen: Entgiftung, Kreislauf und Energiehaushalt, Thymus-, Schild-, Bauchspeicheldrüse, Milz, Nieren, Blase, weibliche Geschlechtsorgane.

Geist: Zitrin fördert innere Ruhe und damit die Entfaltung von Weisheit. Er verbessert die Konzentration, hilft beim Verarbeiten von Informationen, beim Analysieren von Situationen und bei deren positiver Veränderung. Außerdem ermutigt er zu mehr Individualität. Er motiviert, macht kreativer und fördert den Selbstausdruck. Zitrin verbessert Ihre Kritikfähigkeit, sodass Sie konstruktiver auf Gegenwind reagieren können. Der Stein verhilft Ihnen zu einer positiven, optimistischen Grundeinstellung; er regt dazu an, neue Erfahrungen zu

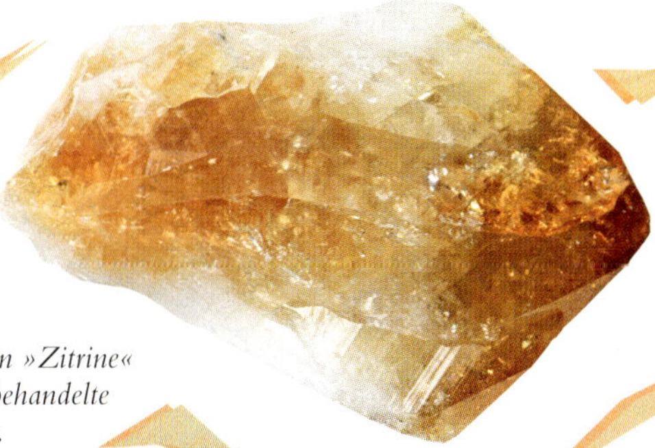

Die meisten »Zitrine« sind hitzebehandelte Amethyste.

machen und alle Wege zu erkunden, um die beste Lösung zu finden. Ein Zitrin-Anhänger erleichtert das Aussprechen von Gedanken und Gefühlen.

Emotionen: Der Kristall hebt Selbstwertgefühl und Selbstvertrauen und ist zur Überwindung von Depressionen, Ängsten und Phobien geeignet. Indem er hilft, destruktive Tendenzen zu beseitigen, bringt er Freude in Ihr Leben. Sollte nichts, was Sie tun, je genug sein, sollten Sie stets einen Zitrin bei sich tragen.

Seele: Dieser Stein erfreut Ihre Seele.

Bemerkenswert: Naturzitrin, roter Hämatit, brauner Bronzit und auch der violette Amethyst verdanken ihre Farbe ein und demselben Mineral: Eisen. Die meisten hellgelben und bräunlichen Zitrine sind dagegen hitzebehandelte Amethyste.

Schon gewusst? Da man ihn traditionell in Schatullen legt, um Geld und Erfolg anzuziehen, ist Zitrin auch als »Kaufmannsstein« bekannt.

Heißer Tipp: Zitrin weiß, dass Ihr Geist alles ermöglicht, was er sich vorstellt. Deshalb: Konzentrieren Sie sich auf Ihre Wünsche, geben Sie sie in den Stein und lassen Sie los.

Bei öffentlichen Auftritten verleiht Zitrin Selbstvertrauen.

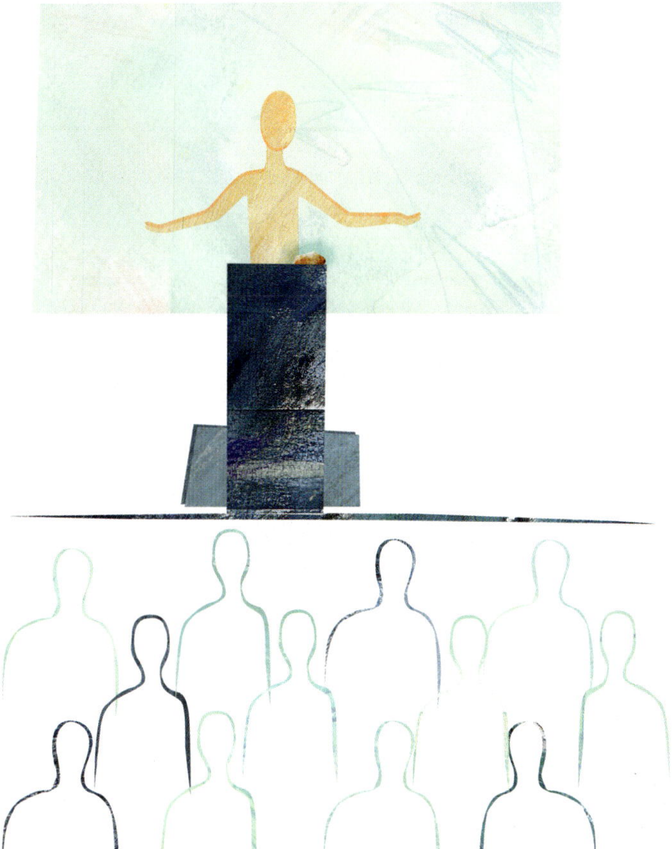

Schwarzer Turmalin: Schutz

Für elektrosensible Menschen, die unter geopathischem oder elektromagnetischem Stress oder Strahlungen leiden (insbesondere unter von Stromleitungen und Elektrogeräten ausgehenden elektromagnetischen Feldern oder Schwingungskonflikten), ist Schwarzer Turmalin von unschätzbarem Wert. Legen Sie mehrere davon zu Hause aus, um sich einen Schutzraum zu erschaffen, in den weder Negativität noch toxische Energien irgendeiner Art eindringen können. Oder befestigen Sie ein Exemplar am Telefon, Tablet oder Computer. Auch kann Schwarzer Turmalin Sie effektiv vor Eifersucht und Böswilligkeit schützen.

In Verbindung mit dem Wurzelchakra erdet der Stein die Energien, erhöht die körperliche Vitalität, vertreibt Spannungen und Stress. Obwohl er Eisen enthält, fängt er negative Energien auf, statt sie zu verstärken, wie es die meisten anderen eisenhaltigen Steine tun.

»Der Turmalin zieht nicht allein die Turffasche aus den brennenden Kohlen, sondern stößt sie auch wieder von sich, recht possierlich … so als wollte sie sich mit Macht in den Stein winden und dann sofort wieder davonfedern.«
Nach Theophrast, De lapidus

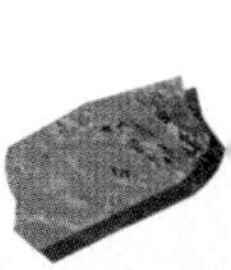

Körper: Indem Schwarzer Turmalin toxische beziehungsweise negative Energien so abblockt, dass sie Ihnen nichts anhaben können, erhöht er Ihr Wohlbefinden. Er harmonisiert die Hirnwellen und behebt Störungen in den Nervenbahnen. Auch stimuliert er das Immunsystem und die Schilddrüse. Er hilft, Schmerzen zu lindern, und kann arthritische Schwellungen reduzieren.

Physiologische Entsprechungen: Immunsystem, Wirbelsäule, Motorik, Lunge, Entgiftung.

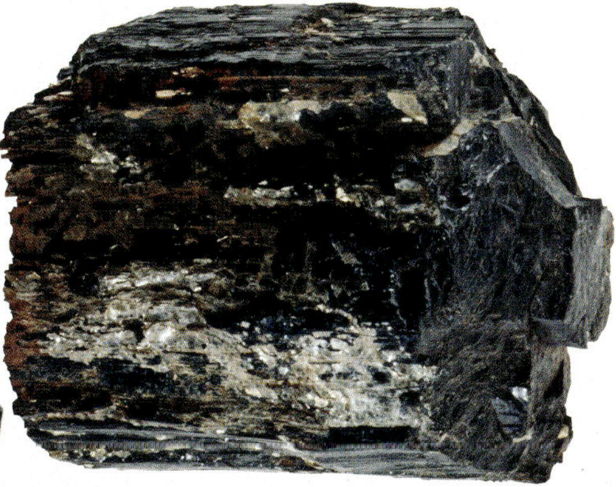

Natürlicher Schwarzer Turmalin mit Glimmereinschlüssen.

Geist: Mit seiner Fähigkeit, negative Gedanken zu vertreiben, fördert Schwarzer Turmalin Gelassenheit und rationales Denken. Ein positives Herangehen begünstigt er auch unter widrigen Umständen und ist ideal für Altruismus und praktische Kreativität. Darüber hinaus hilft Ihnen Schwarzer Turmalin zu erkennen, dass Sie sich mit negativen Gedanken oder toxischen Emotionen letztlich selbst innerlich schaden.

Schwarzer Turmalin bietet verlässlichen Schutz.

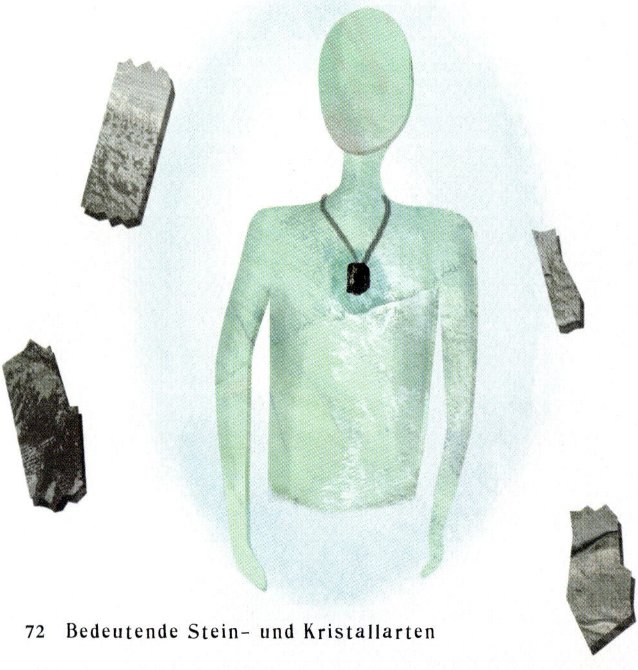

Emotionen: Dieser Stein hilft Ihnen, sich selbst und andere besser zu verstehen. Er führt Sie tief in Ihr Inneres, um Ihre Ängste zu vertreiben und Sie an Selbstvertrauen gewinnen zu lassen. Er bezwingt das Opferbewusstsein und fördert Mitgefühl, Toleranz, Positivität.

Seele: Schwarzer Turmalin erdet und schützt die Seele.

Bemerkenswert: Im alten China bestanden die Knöpfe an den Hüten der Mandarine aus Schwarzem Turmalin aus Burma.

Schon gewusst? Dieser Stein ist sowohl piezoelektrisch als auch pyroelektrisch – das heißt ähnlich wie die Sonne erzeugt er sowohl durch Druck als auch durch Hitze Elektrizität. Außerdem absorbiert er Licht, um es später wieder abzugeben. Aufgrund seiner elektrostatischen Eigenschaften des Anziehens und Abstoßens, die niederländische Kinder beim Spielen mit dem Stein entdeckt hatten, wurde er auch »Aschezieher« genannt. Die alten Holländer nutzten diese Eigenschaften, um die Asche aus ihren Pfeifen zu entfernen.

Heißer Tipp: Tragen Sie Schwarzen Turmalin um den Hals, um zu verhindern, dass Sie unabsichtlich jemanden verärgern.

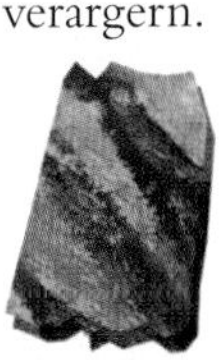

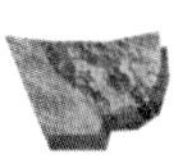

Türkis: Totem

Als Totem für die Gesundheit und als idealer Schutzstein wird Türkis schon seit langer Zeit zu Amuletten verarbeitet. Er enthält Spuren von Eisen, das für seine beschützenden Eigenschaften bekannt ist.

»Von liebender Hand verschenkt, vermittelt ein Türkis Seligkeit und Glück.«
Arabisches Sprichwort

Körper: Türkis, der in der Nähe erkrankter Menschen die Farbe verliert, stärkt das Immunsystem und die feinstofflichen Energiebahnen des Körpers. Er hilft gegen physische und geistige Erschöpfung, fördert die Regeneration der Gewebe und die Verdauungsprozesse. Ganz früher wurde Türkiswasser gegen Urinverhalt verwendet. Das in diesem Stein enthaltene Kupfer ist schon lange für seine entzündungshemmende Wirkung bekannt. In der Kristallheilung gilt Türkis als Schmerzmittel und wird gegen Krämpfe, bei Arthritis und ähnlichen Erkrankungen eingesetzt. Auch empfiehlt er sich bei Halsentzündungen, und zwar weil er homöopathische Dosen von Phosphorsäure enthält, die dem Rachen guttun.

Physiologische Entsprechungen: Kehle, Augen, Gewebe, Immunsystem, Energiebahnen, Verdauung, Schmerzrezeptoren.

Geist: Türkis stärkt die Psyche, behebt Selbstsabotage und Opferbewusstsein. Er schenkt innere Ruhe, ohne dem Temperament Abbruch zu tun. Außerdem fördert der Stein den kreativen Selbstausdruck.

Polierter Türkis.

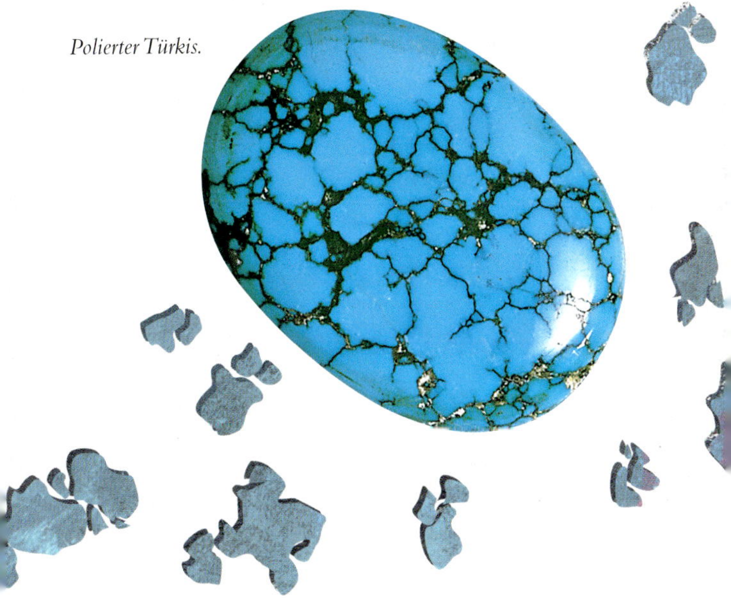

Emotionen: Dieser Stein gleicht Stimmungsschwankungen aus und schenkt inneren Frieden. Er kann gegen Depressionen helfen, die von ungünstigen Umständen ausgelöst wurden.

Seele: Türkis fördert das Seelische und verbessert die Kommunikation sowohl mit der physischen als auch mit der spirituellen Welt. Aufs dritte Auge in der Stirnmitte gelegt, verbessert er die Intuition und erleichtert das Meditieren.

Bemerkenswert: Da der Türkis einer Pueblo-Legende zufolge dem Himmel die Farbe gestohlen hat, stellt er ein Symbol für die Verwurzlung der Menschheit im Kosmos dar.

Schon gewusst? Türkis, der bereits in vorgeschichtlicher Zeit verwendet wurde, galt lange als verlässlicher Schutz vor dem bösen Blick. Sowohl in altägyptischen als auch in griechisch-römischen Gräbern fand man Türkis-Amulette und -Figürchen. Geweiht war der Stein der ägyptischen Göttin Hathor, der römischen Venus und in Griechenland der Aphrodite – Göttinnen der Liebe, Sexualität,

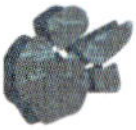

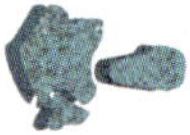

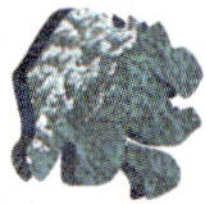

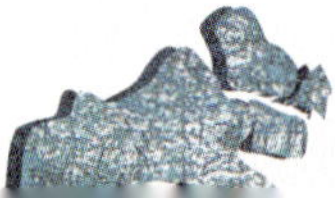

Schönheit und Fruchtbarkeit. Auch bei den Azteken und Ureinwohnern Amerikas galt der Türkis als heilig. Ins mittlere Europa kam er mit den Kreuzfahrern. Im Osten wurden die Sättel der Pferde mit Türkisen besetzt, um die Reiter vor Unfällen zu bewahren; man glaubte, dass der Stein jeden seinem Träger eventuell drohenden Schaden bereitwillig auf sich nahm.

Heißer Tipp: Programmieren Sie Ihren Türkis darauf, dass er Sie vor Schaden bewahrt, und tragen Sie Ihn ständig bei sich, am Handgelenk oder um den Hals.

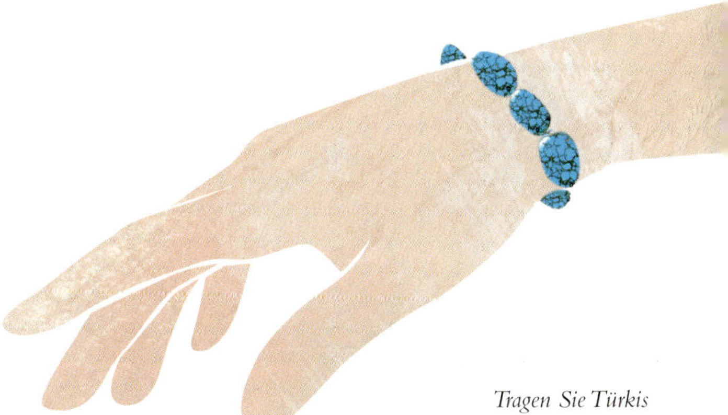

Tragen Sie Türkis als Schutzstein.

Amethyst: Meditation

Weil Amethyst die Gedanken vom Alltäglichen abzieht und auf Ruhe und tieferes Verständnis einstimmt, eignet er sich ausgezeichnet zur Unterstützung beim Meditieren. Er kann Ihnen bei der Erinnerung an Ihre Nachtträume sowie bei deren Interpretation helfen, und wenn Sie ihn auf Ihr drittes Auge legen, erleichtert er das Visualisieren.

»In der Stille findet die Seele den Weg in ein helleres Licht, in dem sich alles Trügerische und Abwegige in kristalline Klarheit auflöst.«
Mahatma Gandhi

Körper: Amethyst kurbelt das endokrine System an – die Gesamtheit aller Hormone ausschüttenden Drüsen. Außerdem unterstützt er die Übertragung von Nervensignalen vom Gehirn aus. Unters Kopfkissen gelegt, hilft der Stein bei Schlafstörungen, die auf einen überaktiven Geist zurückgehen, und kann auch das wiederholte Auftreten von Albträumen beenden. Gegen Kopfschmerzen wurde Amethyst im Altertum um die Stirn gebunden. Heute benutzen KristallarbeiterInnen den Stein zur Behebung körperlichen und/oder psychischen Schmerzes sowie zur Lösung von Ängsten. Zudem unterstützt er die mehrdimensionale Zellheilung.

Physiologische Entsprechungen: Zell- und Stoffwechselprozesse, endokrines System und Hormonhaushalt, Ausgleich von Nerven- und Hirnaktivitäten, Immunsystem, Blut, Haut, Atmung, Verdauungstrakt, psychosomatische Störungen.

Geist: Amethyst beruhigt den Geist und fördert die Achtsamkeit. Er unterstützt Sie bei der Verbesserung Ihrer Konzentrationsfähigkeit und beim Treffen von Entscheidungen. Dieser Stein ist ein natürliches Beruhigungsmittel und ein optimaler Gegenspieler übermäßiger geistiger Belastung.

Emotionen: Dieser Stein kann zur Erkundung der tieferen Ursachen von Süchten dienen und beim Entzug helfen. Er lindert Ängste und wirkt antidepressiv.

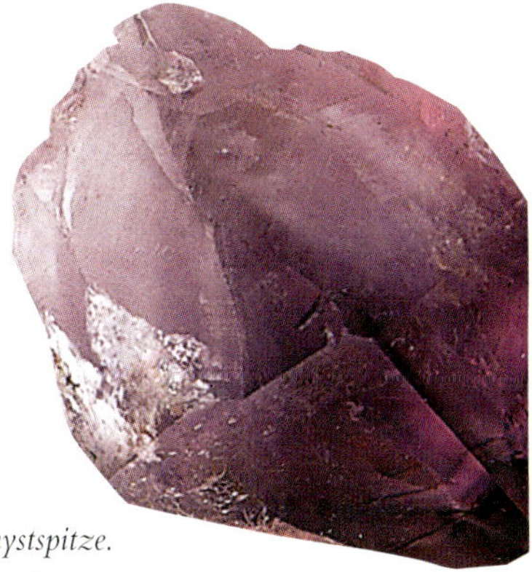

Natürliche Amethystspitze.

Amethyst schenkt Seelenfrieden.

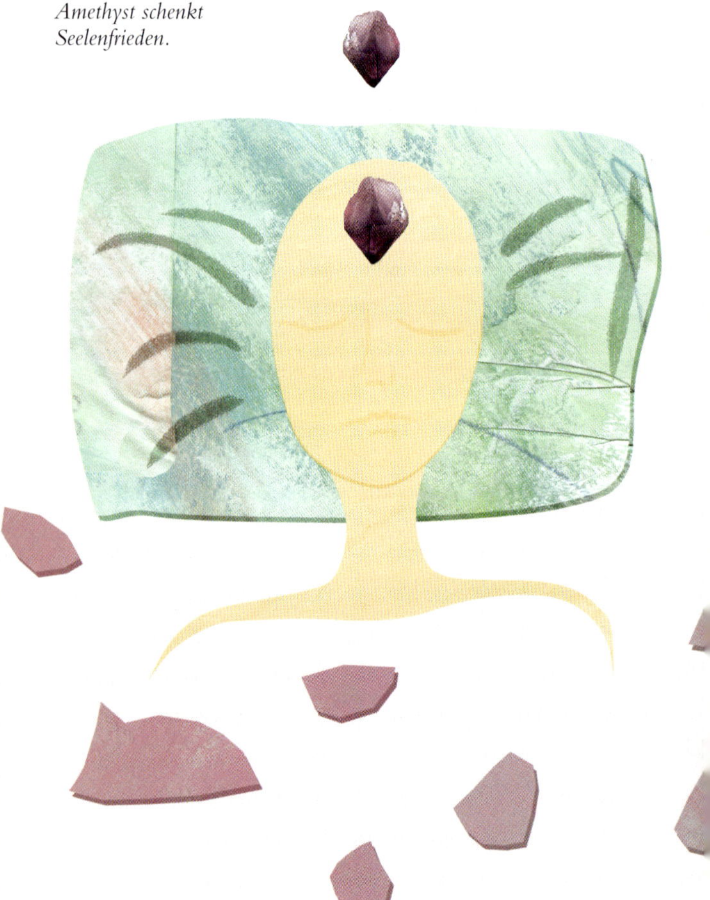

Seele: Als einer der spirituellsten Steine überhaupt kann der Amethyst einen sicheren, heiligen Ort zum Meditieren erschaffen. Oberhalb des Kopfes platziert, aktiviert er die höheren Chakren und erleichtert die Erleuchtung.

Bemerkenswert: Wörtlich übersetzt bedeutet Amethyst »nicht betrunken« – und tatsächlich wird dieser Stein seit Jahrtausenden gegen alkoholbedingte Rauschzustände getragen.

Schon gewusst? Der Legende nach wurde einst Bacchus, der Gott des Weines, von der Jägerin Diana beleidigt: In einem Anfall von Zorn erklärte er, die erste Person, der er im Wald begegnete, würde von seinem Tiger gefressen werden. Er traf auf ein hübsches Mädchen namens Amethyst. Als sie die Göttin Diana zu Hilfe rief, wurde sie von ihr in einen funkelnden weißen Kristall verzaubert. Zerknirscht goss Bacchus Rotwein über den Stein und veränderte dessen Farbe in ein sattes Violett.

Heißer Tipp: Legen Sie im Liegen eine nach unten zeigende Amethystspitze über Ihren Kopf (siehe Abbildung) und eine ebenfalls nach unten zeigende auf Ihr drittes Auge. Schließen Sie die Augen und genießen Sie die Ruhe, die Sie durchströmt.

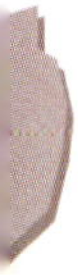

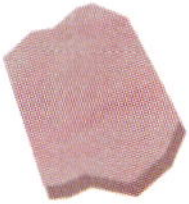

Selenit: Spiritualität

Dank seiner ultrasubtilen Schwingung öffnet der durchscheinende Selenit (auch: »Marienglas«) die höheren Kronenchakren, die Zugang zum Engelsbewusstsein und zu spiritueller Führung gewähren. Er gehört zu den Steinen, die am stärksten in der Lage sind, die neue Schwingung auf der Erde zu verankern.

Schon lange wird Selenit als »kristallisiertes göttliches Licht« betrachtet. Denn mit diesem berührt er alles, womit er in Kontakt kommt, und erhöht sowohl die Frequenz des menschlichen Körpers als auch die des Planeten. Der Stein transformiert emotionale Energien, behebt die toxischen Gefühle hinter psychosomatischen Erkrankungen und emotionalen Blockaden. Dies schafft Raum für Schwingungserhöhungen, die einer Umprogrammierung gleichkommen und vielfach auch als »Aufstieg« bezeichnet werden.

»Das Universum besteht aus kristallisiertem Licht.«
David Bohm, Quantenphysiker und Philosoph

Körper: Obwohl Selenit seine größte Heilwirkung weniger auf körperlicher als auf energetischer Ebene entfaltet, hilft er, die Wirbelsäule auszurichten, und fördert deren Flexibilität. KristallarbeiterInnen nutzen ihn zur Behebung der schädlichen Folgen von Amalgam und freien Radikalen.

Physiologische Entsprechungen: Wirbelsäule, Gelenke, Brüste, Nerven, Pubertät, Menopause.

Geist: Selenit verschafft geistige Klarheit, wirkt gegen Verwirrung und sorgt für Durchblick. Meditationen mit diesem sogenannten Gipskristall ermöglichen das bewusste Erfassen unbewusster Vorgänge. Er erleichtert zudem Urteilsfindung und Einsicht.

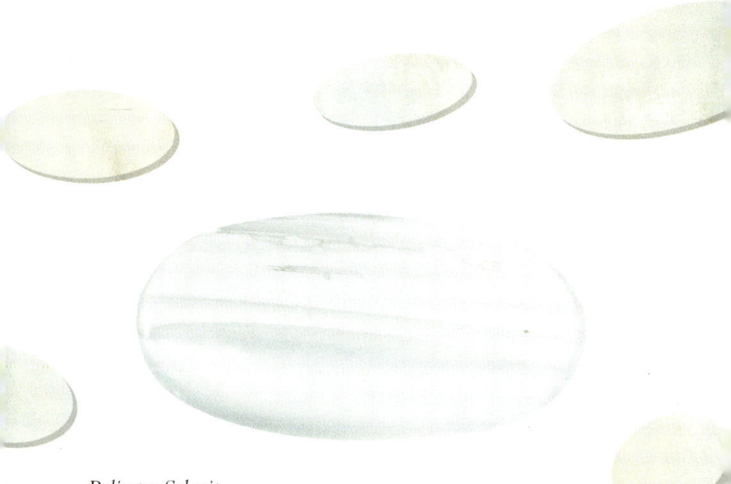

Polierter Selenit.

Emotionen: Selenit stabilisiert die Emotionen und gleicht Stimmungsschwankungen aus.

Seele: Selenit verbindet mit den höheren Gefilden. Er stimuliert die höher schwingenden Chakren und eröffnet übersinnliche Fähigkeiten, weist auf Probleme aus früheren Leben hin und zeigt, wie sie sich am besten lösen lassen.

Bemerkenswert: Im Steinbuch König Alfons' des Weisen von Spanien (13. Jahrhundert) heißt es, Selenit könne nur nachts und bei Vollmond gefunden werden. Empfohlen wird der Stein zur Heilung von Epilepsie – der Glaube, dass er dazu imstande sei, herrschte bereits im Altertum.

Schon gewusst? Lange wurde dieser Kristall quasi als Schnittstelle zwischen der materiellen und der göttlichen Welt betrachtet. Als »kristallines göttliches Licht« war er der griechischen Mondgöttin Selene ebenso geweiht wie zuvor bereits dem mesopotamischen Wasser- und Kriegsgott Ninurta.

Heißer Tipp: Ein Selenit über dem Kopf verbindet sich mit den allerhöchsten spirituellen Mächten.

Selenit verbindet Sie mit dem göttlichen Licht.

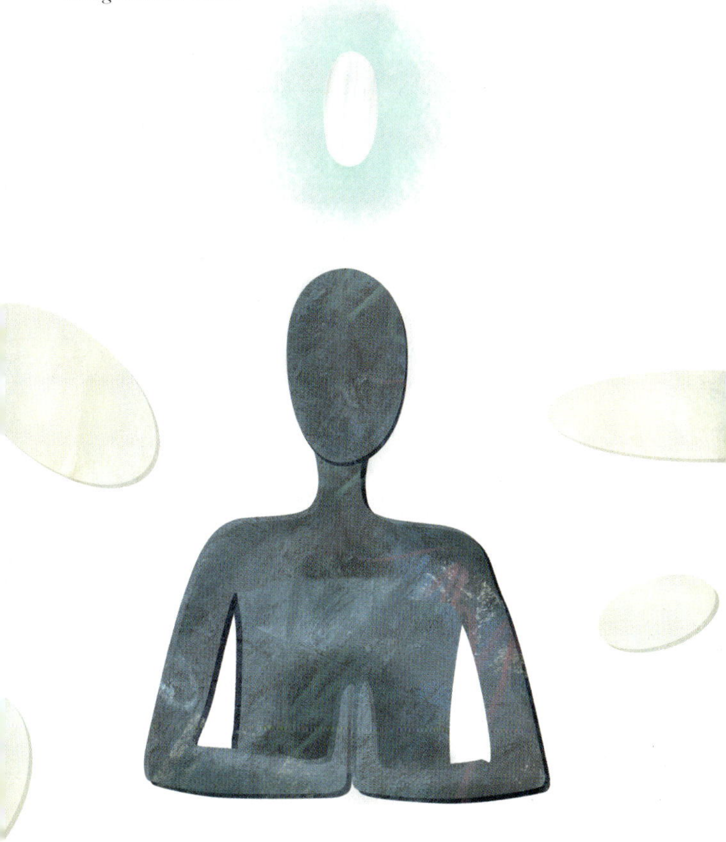

Bergkristall: Ein sicherer, heiliger Ort

Meisterheiler Bergkristall ist ein besonderer Quarz, und dieser wiederum ist das zweithäufigste Mineral der Erdkruste. Er gilt bereits seit dem Altertum als Medizinstein.

Bergkristall arbeitet auf Schwingungsebene und richtet sich ganz nach den jeweiligen energetischen Erfordernissen der zu heilenden Person oder derjenigen, die spirituell mit ihm arbeitet. Um die Energie in den bestmöglichen Zustand zu bringen, geht er bis vor das Entstehen der ersten Erkrankung in der Zeit zurück. Dieser tiefgründige Seelenreiniger entfernt die Samen karmischer Beschwerden (solcher also, deren Ursachen in den eigenen früheren Handlungen zu suchen sind), entgiftet das emotionale Schwingungsfeld und klärt den Geist.

»Der römische Geograf Plinius beklagte den Umstand, dass viele Quarzstücke Beschädigungen aufweisen wie ›raue Wucherungen‹, Einschlüsse von Wasser, trübe oder ›salzige‹ Stellen, hellrote Rostflecken und Mineralfasern – alles Dinge, die aufgrund der Eigenschaften, die sie dem ›eigentlichen‹ Kristall hinzufügen, von heutigen KristallarbeiterInnen sehr geschätzt werden.«
Judy Hall, in 101 Power Crystals

Körper: Quarz und insbesondere Bergkristall bringt den Körper wieder ins Gleichgewicht und lindert Beschwerden. Zu seinen vielfältigen positiven Wirkungen gehören die Zellregeneration und die Regulierung des Blutdrucks. Der Stein besteht unter anderem aus Kieselsäure, einem Stoff, der für den Erhalt gesunder, gut mit Sauerstoff versorgter Zellen sowie als Baustein des Immunsystems unverzichtbar ist.

Physiologische Entsprechungen: Alle Systeme und Organe des physischen und feinstofflichen Körpers, Verstoffwechslung von Mineralien.

Geist: Quarz klärt und fokussiert den Geist, setzt Erinnerungen frei.

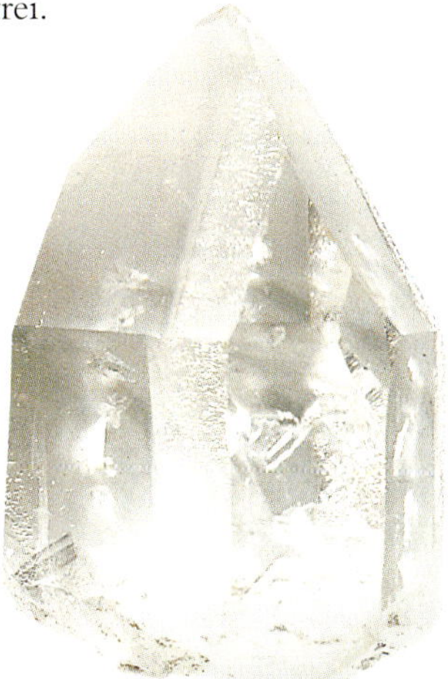

Natürliche Bergkristallspitze.

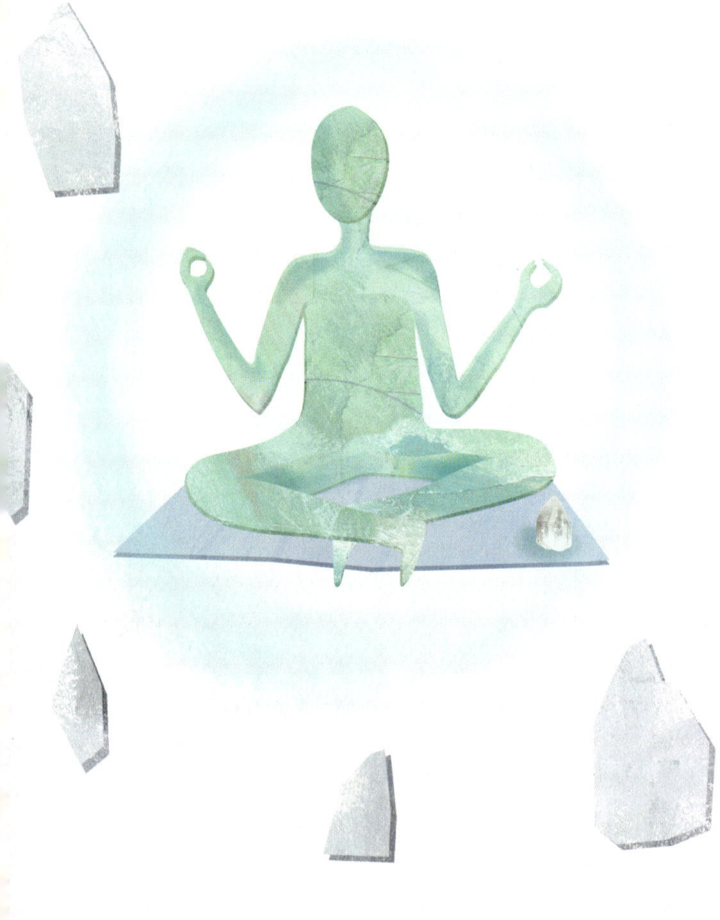

Emotionen: Der Kristall bewirkt eine starke, gleichwohl sanfte Entgiftung, beseitigt den Müll der Vergangenheit und verstärkt positive Emotionen.

Seele: Diese Kristalle wirken bewusstseinssteigernd. Aufgrund ihrer Fähigkeit zur Speicherung von Informationen stellen sie eine Art spiritueller Bibliothek dar, die nur darauf wartet, gelesen zu werden.

Bemerkenswert: Dem griechischen Orakelkundigen Onomakritus (5. Jahrhundert v. Chr.) zufolge wurden die Wünsche aller Tempelbesucher, die einen Bergkristall in der Hand hielten, erfüllt, weil die Götter seiner Macht nichts entgegenzusetzen hatten.

Schon gewusst? Die amerikanischen Ureinwohner legten Quarz in die Krippen Neugeborener, um sie mit der Erde zu verbinden. Sie bezeichneten den Stein als »Hirnzellen von Mutter Erde«. Aufgrund seiner piezoelektrischen Eigenschaften kann er Energie erzeugen, speichern und weiterleiten. Ohne Quarz würden Computer nicht funktionieren und hätte es keine Radios geben können.

Heißer Tipp: Um ein Plätzchen zu einem sicheren, heiligen Ort zu machen, an dem sich Ihre Spiritualität entfalten kann, versehen Sie es mit einem großen Bergkristall.

Bergkristall harmonisiert die Hirnwellen und bereitet aufs Meditieren vor.

Rauchquarz: Alltagsleben

Rauchquarz gehört zu den besonders erdenden und verankernden Steinen. Er schützt, entgiftet und ist ein sehr vielseitiger Heiler, der unter anderem die Folgen von Elektrosmog, geopathischem Stress und allgemein negativen Energien beheben kann.

Für eine insgesamt bessere Stabilität legen Sie sich einen Rauchquarz an die Füße oder die Basis der Wirbelsäule. Weist dessen Spitze nach außen, werden negative Energien abgeleitet. Wenn die Spitze hingegen zum Körper zeigt, erfolgt eine Energetisierung. Der Stein heilt sowohl die Erde als auch Ihr Zuhause.

Das Recht jedoch, welches liebt frommen Laufs Wandel, strahlt /
Segensvoll im rauchgeschwärzten Haus: /
Es flieht den goldblanken Saal, wo Gräuel wohnt, /
Mit abgewandtem Blick …
Aischylos, in Agamemnon

Körper: Besonders gut hilft Rauchquarz bei Beschwerden in Bauch, Hüften und Beinen. Er lindert Schmerzen und behebt Krämpfe. Auch soll er den Rücken und die Nerven stärken. Überdies entgiftet er die Nieren und übrigen Ausscheidungsorgane.

Physiologische Entsprechungen: Bauch, Beine, Füße, Muskulatur, Nervensystem, Geschlechts- und Ausscheidungsorgane, Mineralstoffwechsel, Flüssigkeitshaushalt, Entgiftung.

Geist: Dieser hervorragende Stresskiller hilft Ihnen, schwere Zeiten mit Gleichmut durchzustehen, und er stärkt Ihre Entschiedenheit. Wenn Ihr Überlebensinstinkt darniederliegt oder Sie sich kraftlos fühlen, steht Ihnen der Rauchquarz bei. Er unterstützt positives, pragmatisches Denken und vernünftige Lösungen und kann helfen, versteckte Begabungen zutage zu fördern.

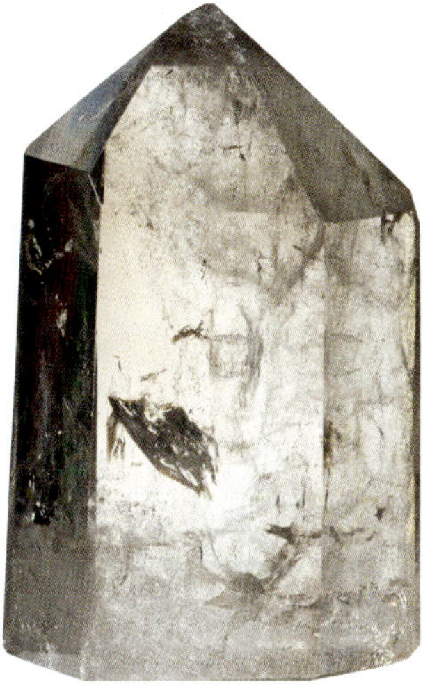

Ein säulenförmig bearbeiteter Naturrauchquarz.

Emotionen: Entgiftend und gefühlsstabilisierend lehrt Sie dieser Stein des Ausgleichs, alles hinter sich zu lassen, was Ihnen nicht mehr dienlich ist. Er wirkt angstlösend, antidepressiv und beruhigt die Gefühlswelt. Auch verhilft der Rauchquarz zur Akzeptanz des eigenen Körpers und klärt unnötige Ambivalenzen.

Seele: Rauchquarz erleichtert das sanfte Hin- und Hergleiten zwischen Alpha- und Betawellen des Hirns (Entspannung, Tagträumen, Wachheit) und bereitet geistig aufs Meditieren vor.

Bemerkenswert: Im Zepter der Macht der schottischen Kronjuwelen ist auch ein großer Rauchquarz verarbeitet.

Schon gewusst? Kein Magier kam früher ohne diesen Stein aus. Dr. Dee (1527–1608), der Wahrsager von Königin Elizabeth I., besaß einen Rauchquarz als »Sehstein«, mit dessen Hilfe er Ihre Majestät in allen politischen Fragen beriet.

Heißer Tipp: Mit einem großen Rauchquarz können Sie Ihr Zuhause energetisch rein halten und gut beschützen. Vergessen Sie aber nicht, ihn regelmäßig zu säubern.

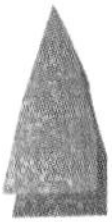
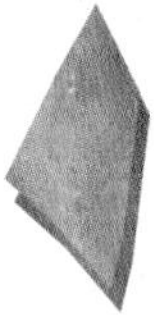
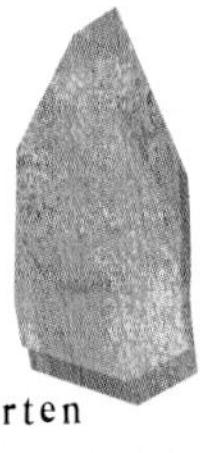

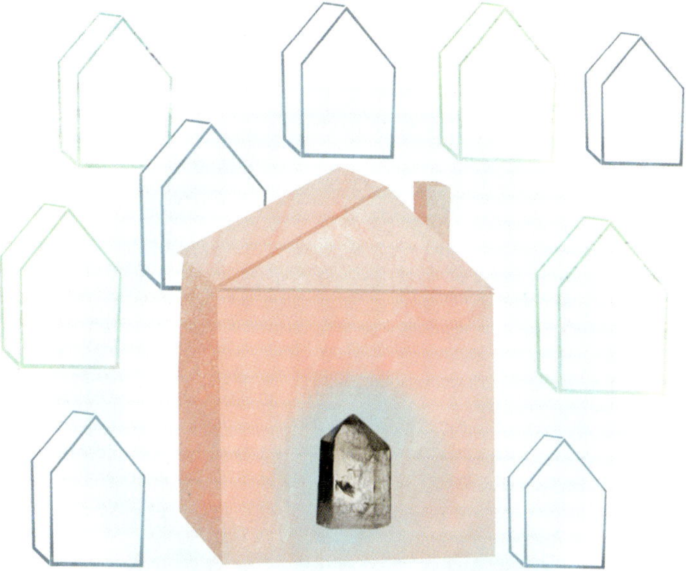

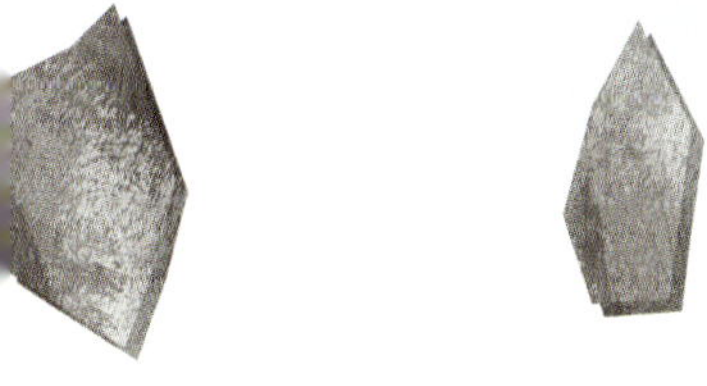

Ein großer Rauchquarz hält Ihr Heim energetisch sauber und rein.

Quellen

Bücher von Judy Hall

101 Power Crystals: The ultimate guide to magical crystals, gems, and stones for healing and transformation (Quarto, GB; Fair Winds, USA)

Crystal Prescriptions: The A–Z guide to over 1,2000 symptoms and their healing crystals, Bd. 1–4 (O-Books, GB und USA)

Crystals and Sacred Sites: Using crystals to harness the power of sacred landscapes (Quarto, GB; Fair Winds, USA)

Crystals for Psychic Self-Protection (Hay House, GB)

Crystals to Empower You (F&W Media Inc., USA)

Earth Blessing Crystals (Watkins Publishing, GB)

Good Vibrations: Energy enhancement, psychic protection and space clearing (Flying Horse Publications, GB)

Life-Changing Crystals: Using crystals to manifest abundance, wellbeing and happiness (Godsfield Press, GB)

The Crystal Bible, Bd. 1–3 (Godsfield Press, GB; Walking Stick Press, USA)

Über die Autorin

Judy Hall ist eine international bekannte Heilerin und Heilstein-Expertin. Die Autorin von über 40 Büchern, die in 18 Sprachen übersetzt wurden, wird in der *Watkins Review* als eine der 100 spirituell einflussreichsten Persönlichkeiten der Welt aufgeführt.

Kristalle und Essenzen

Von Judy Hall eingestimmte Steine sind bei www.angeladditions.co.uk erhältlich

Bildnachweis

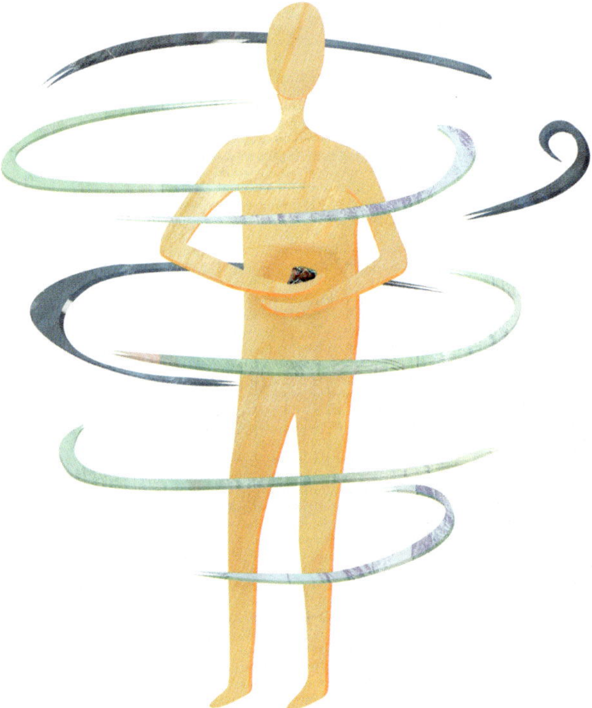